はじめての言語障害学
言語聴覚士への第一歩

伊藤元信　著

協同医書出版社

目次

はじめに 1

プロローグ 3

第1章　言語聴覚士 …………………………… 11
第2章　コミュニケーション ………………… 35
第3章　言語の発達と老化 …………………… 58
第4章　言語の障害 …………………………… 89
第5章　言語障害の評価 ……………………… 107
第6章　言語障害の治療 ……………………… 132
第7章　言語障害の改善事例 ………………… 157

エピローグ 181

おわりに 183

付録　言語障害学の歴史と現況　184

はじめに

　これからどんな仕事についたらよいか進路を決めようとしている貴女、とりあえず大学で何かを学ぼうとしている君、大学に入って言語障害学を学び始めたあなたのために、この本を書きました。
　本書を書こうと思った理由は3つあります。
　理由の一つは、言語障害学と言語聴覚士（スピーチセラピスト、Speech Thertapist：ST）について、一般の人たち、特に大学進学を考えている高校生諸君にわかりやすく伝えたいと思ったことです。今のところ、高校生諸君を対象にした言語障害学の入門書は皆無です。
　2つめの理由は、ST養成校（大学や専門学校）に入った学生が言語障害学に失望しているということを聞いたからです。こんなすばらしい学問になぜ失望するのか、それは教える側の責任ではないかと考え、それでは筆者が体験したこの学問の魅力、面白さについて書こうと思ったからです。
　第3の理由は、アメリカのいろいろな学問の入門教科書がバラエティに富んでいることです。一流の言語病理学者（Speech Language Pathologist：SLP。日本のSTに当たります）が工夫をこらした個性豊かな教科書を書いていて、学生はその中から自分の好みにあったものを選ぶことができます。心理学の領域ではもっと種類が豊富で、面白い入門書がたくさんあります。なかでも、McConnellというアメリカの有名な心理学者の『Understanding human behavior』という本は傑作です*。McConnell教授は、この本を書いた功績が認められ、アメリカ心理学会から賞を授与されました。筆者もこの教科書をアマゾンで購入し、参考にしながら工夫をこらし、「伊藤の入門書」を書き上げることを目指しました。
　本書では、研究者、臨床家、教員としての私の体験に基づいて、言語障害学の魅力についてくわしくお伝えします。
　具体的には、言語障害学の学問領域の概観、専門職としてのSTの仕事、

言語障害の種類や発生メカニズム、検査やことばを取り戻すための治療の原理・方法、言語障害の改善例などについて、わかりやすく説明します。

　付録では、言語障害学の発展の歴史と現況について説明します。

　本書に目を通していただくことによって、言語障害学とはどんな学問なのか、この学問を学ぶとどんな仕事につくことができるか、ことばの障害とはどんなものなのか、どのようにしてことばを取り戻すことができるのかが理解できると思います。

　なお、各章の導入部には、読者の皆さんに興味を持っていただくために、その章に関連のある"お話"を載せてあります。また、各章の末尾にその章で取り扱った事柄に関連する質問を提示しました。読者の皆さんが自分で答えを考えてみてください。答えるための参考にしていただくとともに、その章の内容に興味を持たれた方のために〈お勧めの本〉のリストを載せてあります。それらの書籍に目を通していただくと、この学問がカバーする領域の広さと奥の深さがいっそうよくわかると思います。

　タイトルは『はじめての言語障害学～言語聴覚士への第一歩～』ですが、言語障害だけでなく聴覚障害と、STが取り扱う障害の中で大きな比重を占めるようになってきている摂食・嚥下障害についても随所で触れています。したがって、『はじめての言語聴覚嚥下障害学～言語聴覚士への第一歩～』というタイトルが本書の内容をより正確に表していますが、簡便さのために、タイトルも含めて本文中すべて「言語障害」と「言語障害学」という記述に統一してあります。

---

*　McConnell JV: Understanding human behavior, Six Edition. Holt, Rinehart and Winston, International Edition, 1989.

プロローグ

[場面1] アメリカ・ワシントン州シアトル市ワシントン大学ハーバービュー医療センター（University of Washington Harborview Medical Center）

　猛烈なプロペラ音を立てて、ドクターヘリが白亜の医療センターの救急救命棟の手前にあるヘリポートに向かって下降してきた。今朝はこのあたりは無風状態で、ヘリポートの左側に広がっているシアトル湾には波一つ立っていない。しかし、ヘリコプターは砂ぼこりを巻き上げて、ヘリポート上の赤字で大きく「H」と書かれてある場所にタッチダウンした。
　搬送されて来た患者は1歳半の女児メアリー。すぐに救命救急棟の集中治療室に運ばれて、手術が始まった。
　メアリー担当のミラー医師の指示を受けて、マーガレットはメアリーのカルテに目を通した。母親が目を離した隙にガス台の上で沸騰していたヤカンの熱湯を頭から胸にかけてかぶり、全身の1/3の熱傷。特に頭と顔と胸の部分がひどい。
　マーガレットは、ミラー医師からの簡単だが明快な指示を自分のノートに書き取った。
　メアリーが小児病棟に移ると同時にマーガレットは3時間ごとにメアリーの病室に行き、病棟ナースとともに様子を観察した。ナースはブルーの制服を着ているが、マーガレットは、小児病棟に来る時は、支給されている白のケーシースタイルの白衣は着ないで淡いベージュのブラウスに紺のカーディガンをまとっているだけだ。
　観察結果を、院内のコミュニケーション・システムを使ってミラー医師に報告した。このシステムでは電話と違って、メッセージの送り手が一方的に情報を声で発信し、それが録音されて自動的に送信相手に直ちに送られる。メアリーの唇に少し動きが出てきたことと呼吸が整ってきたことをミラー医師に伝えると、数分後に彼から年の割には若々しい声でメッセージがマーガ

プロローグ

レットに送られてきた。
　メアリーはその後大きな手術を2回受け、順調に回復して行った。この間、マーガレットは、ミラー医師との緊密な連携の下、メアリーのコミュニケーション機能と摂食・嚥下機能の変化を詳細に観察し、その結果に基づき治療プランを立て治療を実施した。その結果、半年後には、メアリーは2歳児としてはやや遅れているが、コミュニケーション機能と摂食・嚥下機能ともめざましい回復を示し、受傷前の明るさと元気さを取り戻して、退院した。

[場面2] アメリカ・アリゾナ州ツーソン市アリゾナ大学言語聴覚学科（University of Arizona, Department of Speech and Hearing Sciences）
　州立のアリゾナ大学のメインキャンパスがあるツーソン市はメキシコとの国境沿いにあり、国道19号線を100キロメートルほど南下すると、もうそこはメキシコである。
　大学のキャンパスには、今、ブーゲンビリアの花が群をなして咲き競っており、池の周りや建物の入り口など、あちこちを赤やピンクの色で染めている。
　ここはアリゾナ大学言語聴覚学科の建物の一角のしゃれた応接室である。部屋には座り心地の良いソファーが並べられており、壁にはアメリカ人なら誰でも知っているノーマン・ロックウェルやアンドリュー・ワイエスの絵がかかっている。クーラーが適度に効いていて、華氏100度（摂氏37.8度）を超える外の暑さが嘘のようである。
　40歳代から70歳代までの男女15人ほどがソファーに座って談笑している。皆、ちょっとおしゃれな服装をしており、マーサも今日は一番お気に入りのブラウスとスカートを身につけている。
　今日は月に1回、失語症者が集う会である。コーヒーを飲みながら、出席者が次々と近況を報告する。ちょっとことばが詰まったり出にくかったりすると、マーサが巧みに誘導してことばを紡いでいく。会の始まりから終わりまで笑い声が絶えない。小柄で小太りのマーサも終始にこにこしている。
　この失語症者のサロンで仲良くなりゴールインしたスミス夫妻は、マーサの補佐役を務めている。

会の半ばころに、マーサが医療福祉の最近のトピックスや、アメリカ失語症協会（The National Aphasia Association）やアメリカ言語聴覚協会（American Speech Hearing Language Association, ASHA）の話題を提供すると、話がいっそう盛り上がる。

　こうした失語症サロンは全米の各地で常時開催されており、サロンに集まる失語症者たちの多くは全米失語症協会の会員である。

　マーサはこの失語症サロンの責任者であるだけでなく、アメリカ失語症協会の創立者であり、名誉会長でもある。

　会は午後4時少し前に終了し、参会者のすべてが満足した表情で再会を約して会場を後にした。

[場面3] アメリカ・コロラド州デンバー市子ども病院（The Children's Hospital）

　この病院は、『U.S. News & World Report』誌の2008年のベストホスピタル調査で、全米で第7位にランクされている子ども専門病院である。

　今、病院の地下1階にあるレントゲン室で被爆量を測定するバッジの付いた白衣を着たジャッキーとバーバラが嚥下造影（ビデオフルオログラフィー：VF）検査の準備をしている。今朝の患者は1歳の誕生日を迎えたばかりの男の子ジョンである。母親が、この子の摂食・嚥下の様子が気になって、この病院を受診した。二人とも慣れた手つきで造影剤、コップ、ナプキンなどの検査時に必要な物品を所定の場所に配置し、ジョンを検査用の椅子に座らせて、準備が完了した。準備が完了するとほとんど同時に、放射線科のデイビス医師が検査室に顔を出した。ジャッキー、バーバラと二言、三言ことばを交わし、VF検査が開始された。

　ジョンの下の前歯のすぐ後ろに、造影剤が混ざっている柔らかい小さなクッキーを置き、良く噛んで呑む込むようにジャッキーが指示すると、上手に咀嚼（そしゃく）して呑み込んだ。同じようにして3回繰り返したが、咀嚼も呑み込みも上手で、口の中や喉（のど）の奥にクッキーが残ることはなく、むせやせき込みも起こらなかった。嚥下の瞬間は両方の声帯がぴったりと閉じて、食べ物が声帯を超えて気道に入り込むこと、すなわち誤嚥（ごえん）は生じなかった。

この結果について、その場でジャッキー、バーバラ、デイビス医師が話し合い、結論として、ジョンは母親が心配するような摂食・嚥下の問題は存在しないということを、VF画像を見せながら、ジャッキーとバーバラから母親に伝えることにした。結論が出ると同時に、デイビス医師は足早にこの部屋を出て、放射線科の診察室に待たせている別の患者の診察に向かった。
　ジャッキーとバーバラは、ジョンの母親を検査室に招き入れ、VFの画像を見せながら検査結果について、要領よく説明した。母親はこの説明に納得し、安心したような顔でジョンをベビーカーに乗せて部屋を出ていった。
　母親を見送ったジャッキーとバーバラは、10分後に予定されているカンファレンスに出席するため2階の会議室に向かった。
　今日の会議は週に1回開催される定例の摂食・嚥下障害の症例検討会で、メンバーは小児科医師1名、バーバラを含む3名の作業療法士、看護師1名、栄養士1名、ジャッキーたちST3名、医療ケースワーカー1名の計10名で、ジャッキーが司会をする。この会議では医師も含めて誰も白衣を着ていない。専門用語が飛び交う真剣な討議が1時間ほど続き、ジャッキーはてきぱきと議事を進行した。

[場面4] アメリカ・インディアナ州ウエスト・ラフィエット市パデュー大学スピーチクリニック（Purdue University Speech Clinic）
　長身のダグは、ブルーのジーンズにパデュー大学のシンボルキャラクターであるボイラーメーカー（ポパイのような筋肉隆々の釜炊き男）のイラスト入りのTシャツという軽装で、言語聴覚学科の建物の5階の研究室から2階にあるスピーチクリニックに降りてきた。
　今日の患者は45歳の男性で、先日、州都インディアナポリスにあるインディアナ大学医学部付属病院から電話で紹介された、特異な発話症状を示すケースである。
　ダグの手元にはすでに病院からくわしい神経学的検査の結果が送られて来ていた。今日はその検査結果に基づき、必要な発声発語機能検査を実施し、発話障害の性質を明らかにし、治療の可能性があるかどうかを判断するのである。

プロローグ

　スピーチクリニックは、ドアを開けて入るとすぐの所に受付があり、受付を挟んで左右の廊下に沿って検査・治療室が並んでいる。
　それぞれの部屋の間には観察室があり、そこからワンウェイ・ミラーを通して検査や治療の様子が患者に気づかれずに観察できる。
　ダグの部屋には歯科診療用の椅子、検査用具が入れてあるロッカー、それに小さなテーブルが1つあるだけだが、床にはカーペットが敷かれ、西側の窓からは午後の明るい日差しが射し込んでいる。窓の向こうにはトウモロコシ畑が地平線まで広がっている。
　ダグは、廊下のソファーに座っていたリンゲル夫妻を部屋に招き入れた。夫のロバートと妻のエリザベスと挨拶を交わした後、ダグはロバートの訴えに耳を傾けた。
　ロバートはインディアナポリスでカーセールスの仕事をしており、3か月前に自宅で朝方気分が悪くなり、インディアナ大学の付属病院に救急車で運ばれた。病院での検査の結果、左前頭葉の中心溝の前下部に比較的狭い範囲の梗塞巣が見つかった。
　幸い手足の麻痺はなく、1か月後職場復帰したが、軽い発話障害は残ったままだった。発話障害は軽度であるが、客とのコミュニケーション上支障があるので、インディアナ大学付属病院の主治医に相談したところ、ダグを紹介してくれたとのことである。
　ロバートの発話には明らかに異常が認められたが、ダグには話す内容はほとんど聞き取れる程度の軽い障害であった。時おり不明瞭な発話が混じるが、その時はエリザベスが助け船を出した。
　ダグはリンゲル夫妻との会話を通じて、ロバートの発話障害は軽度の発語失行症であることを確信した。発語失行症は、脳血管障害や脳外傷などによって脳の特定の場所が傷つくことによって生じる発話障害だが、失語症と合併することが多い。ロバートのように、この発話障害だけが単独で起きる例は比較的まれである。
　20年の臨床経験を有するダグは、患者との会話を通じて発話障害の種類や程度などをほぼ的確に把握できる。したがって、患者に負担をかける余計な検査を行うことはない。

今日も、発話失行症状を確認するための最小限度の検査を実施するに止めたので、面接時間も含めて検査は 45 分ほどで終了した。
　ダグは、リンゲル夫妻にこの特殊な発話障害について説明し、ことばの訓練をすれば今よりも改善するという見通しを話し、週1回の頻度で3か月訓練を行うことが決まった。
　リンゲル夫妻は、ダグの説明で発話障害の性質がよく理解でき、しかも、訓練によって改善し、今よりも話しやすくなると言われ、クリニックに来た時の不安な表情が消え、笑顔でダグと握手して治療室を出ていった。

[場面 5] アメリカ・カリフォルニア州サンフランシスコ市カリフォルニア大学サンフランシスコ校神経学クリニック（University of California at San Francisco, Neurology Clinic）

　サンフランシスコは坂の町である。坂の町にケーブルカーのチンチーンという鐘の音が響く。
　スーザンの職場はこの町の坂の上にある大学の神経学クリニックである。このクリニックでスーザンは、内視鏡を駆使して摂食・嚥下障害の患者の検査と治療を行っている。彼女は、ピンクのブラウスの上に腰より少し下までの短めの白衣を着て、自信にあふれた表情で患者に接する。
　スーザンの臨床家としての実力は、同僚の神経内科医や耳鼻科医も一目置くところである。日本では嚥下内視鏡検査は医師や歯科医師以外のコメディカル（ST を含む）は実施できないが、このクリニックでは医師の直接的な監督や監視なしにスーザンが単独で実施している。
　今日の患者のトムは 32 歳の男性で、数か月前から嚥下困難が生じ、神経内科を受診した。
　神経内科医の依頼を受け、スーザンはルーチンの嚥下内視鏡検査に取りかかる。まず、トムに濃いブルーの液体を飲んでもらい、管が鼻孔を通りやすくするための潤滑剤を塗ったファイバースコープの先端を左側の鼻孔からゆっくりと挿入する。彼から見える位置に置いてあるモニター画面には、ファイバースコープの先に付いている小型カメラからの鮮明な映像が映し出される。喉（のど）の奥のちょうど喉仏（のどぼとけ）のあるあたりの谷間である喉

プロローグ

　頭蓋谷（こうとうがいや）と声帯の周辺がブルーに染まっているだけでなく、声門を越えたすぐの場所の左側がはっきりとブルーに染まっている。誤嚥が確認された。同じような手続きで、トムにブルーの液体を何度か飲んでもらう。そのたびに声門を越えた気道の部位がブルーで染まる。こうして、一貫して誤嚥が生じていることが確認された。スーザンは画像を再生して、トムに何が起こっているのかをわかりやすく説明する。健康な人にこの検査を行うと、ブルーの液体は声帯の前側で左右に分かれ、声帯の後ろ側の食道の入り口に流れ込む。この間、声帯はしっかりと閉じており、声門を越えてブルーの液体が気道に進入することはない。

　この内視鏡検査の結果と、唇、舌、口腔、咽頭の形態・機能検査、摂食・嚥下機能検査ならびに発話検査の結果を持って神経内科医と耳鼻科医とのカンファレンスに臨み、トムの摂食・嚥下障害についての原因を探り、治療の可能性・必要性について検討する。トムには、今日実施した検査の結果を要領良く、わかりやすく説明し、今後の方針を伝えた。トムはまだこの段階では摂食・嚥下困難の理由・原因が明らかにされていないので少し心配そうな顔をしていたが、専門家としてのスーザンの説明を受け、このクリニックを受診したことに満足して帰って行った。

　上の5つの場面に登場したマーガレット、マーサ、ジャッキー、ダグ、スーザンは、名前は少し変えてありますが、すべて実在の人物で筆者の知人です。ここで紹介した彼女ら／彼らの様子のほとんどは、今から5年以上前に、筆者が渡米中（留学時および施設訪問時）に直接目撃したものですが、多少脚色はしてあります。
　5人は、すべてアメリカ言語聴覚協会の臨床免許を有するSpeech Language Pathologist（SLP）で、日本のSTに当たります。
　マーガレットとジャッキーは、言語病理学の修士号を持っており、マーサ、ダグ、スーザンは、言語病理学博士です。
　この時にはスーザンはカリフォルニア大学サンフランシスコ校の准教授で、マーサはアリゾナ大学教授、ダグはパデュー大学教授でした。

第1章
言語聴覚士

　私は森の中に住んでいます。私の名前は、美しい波と書いて、みなみ、川上美波です。高校三年生です。
　今日の午後は、久しぶりに言語聴覚士の福永先生がおじいちゃんを診に来てくれました。おじいちゃんは、筋萎縮性側索硬化症という進行性の神経難病で、発病してからちょうど10年経っています。
　福永先生は、アメリカに留学して言語病理学の博士号を取って帰国し、今は大学の教員をしています。今私たちが住んでいる栃木県の北部には医療施設が少なく、前に住んでいた奥会津ほどではありませんが、医療過疎の地域です。しかし、大学の先生たちが在宅ケア事業を通じて積極的に地域医療に協力してくれているので、地元の住民はとても助かっています。
　福永先生もそうした在宅ケア事業の協力者の一人で、月に1回、栃木県と福島県境に位置する那須町の我が家に来てくれます。
　福永先生によると、言語聴覚士は、英語ではスピーチセラピスト、ST（エス・ティー）と言うんだそうです。STは、ことばや嚥下（呑み込み）の障害の治療を行う医療専門職で、いろいろな角度からことばの状態を検査し、障害の性質を明らかにしたうえで、ことばを取り戻したり、ことばの正常な発達を促したり、嚥下障害の改善のための訓練や指導をする専門職だそうです。医師と同じように厚生労働省管轄の国家試験を通らないとこの仕事にはつけないので、大

第1章　言語聴覚士

学か専門学校で、2年～4年かけて知識や技術を学んで国家試験を受けるのだそうです。福永先生が教えている大学の言語聴覚学科は、このSTを養成する学科だそうです。

　福永先生は、アメリカのSTが、病院、施設、学校、地域などいろいろな場所で、コミュニケーション機能や嚥下機能の回復訓練を行っている様子や、ピストルの弾が頭を貫通した人の言語訓練の様子などをくわしく説明してくれました。

　私はそういった福永先生の話を通じてSTの仕事に興味を持ち始めました。そして、福永先生が私のおじいちゃんのケアのために我が家を訪問してくれるたびに、STについていろいろなことを質問し、ますます興味が湧いてきました。最近、福永先生の大学の言語聴覚学科の入学試験を受けることを相談しました。福永先生は、「美波ちゃんはやさしいだけでなく、いろんなことに興味を持ち、高校の成績も優秀だそうだから、是非受験してみたら」とおっしゃってくださいました。

　おじいちゃんの病状は、確実に進んでいきました。

　最近人工呼吸器が入りました。家族でも操作できる小型のものです。呼吸機能が低下し、自立呼吸が難しくなることが予想されたので、大学病院のリハ医師の吉田先生と福永先生が導入を検討し、医療機器メーカーが設置してくれました。

　筋萎縮性側索硬化症は、手足やことばの障害は進行しますが、知的機能はほとんど衰えないのだそうで、おじいちゃんの場合は、見ているとどんどん頭が冴えていくような気がします。

　そんなおじいちゃんは自分の病気のことをどう考えているのかなとふと思うことがありますが、こんな病気になっても、いつも明るくユーモア精神旺盛のおじいちゃんに感心させられ、人間として立派だなあと思います。私だったらこんな風に病気を受け入れて過ごすことができるかどうかわかりません。たぶん、悩み続けるのではないかと思います。

　家では、おじいちゃんと私たちの間には何も隠し事がなく、お互

いに言いたいことを言い合います。それが、おじいちゃんにとってはとても心地良いようです。それに、おじいちゃんは、若い頃から仕事を通じていろいろな国の人たちに接してきたせいか、物の考え方が柔軟で、どちらかというと日本人離れしています。そういうことが、今、おじいちゃんが病気にめげずに過ごしていられる理由の一つかもしれません。それから、こうした重い病気のおじいちゃんが居ても、明るく暮らしている私たち家族も、ちょっと変わっているかもしれません。さらに、STの福永先生をはじめとして、医療福祉の専門家の方たちが本当に熱心におじいちゃんだけでなく、私たち家族のサポートをしてくれていることも、私たちにとってたいへんありがたいことです。

　ある日、おじいちゃんの気分が良さそうな時を見計らって耳元で、「おじいちゃん、美波、言語聴覚士になろうと思うんだけど、どう思う」と尋ねてみました。もうこの時は、おじいちゃんはほとんど声を出せなくなっていましたが、笑顔で、「美波、それは良い考えだね。がんばりなさい」とはっきり答えてくれたような気がしました。

1. STの仕事

1) STの仕事の内容

　言語聴覚士はアメリカでは、Speech Language Pathologist（SLP）およびAudiologistと呼ばれています。直訳すると言語病理学者と聴能学者となりますが、学者というのは変なので、我が国では言語聴覚士あるいはスピーチセラピスト（Speech Therapist、以下、STと言います）という名前がついています。

　少し難しい話になりますが、言語聴覚士法第2条は、「言語聴覚士とは、音声機能、言語機能又は聴覚に障害のある者についてその機能の維持向上を図るため、言語訓練その他の訓練、これに必要な検査及び助言、指導その他の援助を行うことを業とする者」と定義しています。

第1章　言語聴覚士

　法律上の規定とは別に、STには以下に述べるような職業倫理が求められます。すなわち、患者さんの人権を第一に考えること、職業上知り得た秘密を守ること、専門性を維持・向上するための努力をすることです。加えて、他の職種の人達と良い協力関係を保つこと、そのためには、STは何ができるか、何をしているのかを積極的に他の職種の人達に説明することが必要です。

　ここでとても大事なことは、STは、言語障害という"障害"を取り扱っているのではなく、そうした障害を抱えた"人"への援助活動を行っているのだと自覚することです。次に、患者さん、ならびにその家族に接する際には、相手の立場を尊重し、同じ目の高さで接することが大切です。さらには、常に探求心を忘れず、いつも新鮮な気持ちで障害をもった人に接することが必要です。

2）STの働く場所

　STが働く場所は、医療施設、福祉施設、児童施設、学校（特別支援学校、ことばの教室）などとても広い領域です。医療施設や福祉施設で働く場合に医療行為（正確に言うと、診療の補助行為）を行うと、医師や歯科医師と同じように、治療費を請求することができます。医師をはじめ医療福祉の専門職が請求できる額が診療点数と言う形で決められています。こうした専門職の治療行為から発生する治療費の一部は患者さんが負担しますが、残りは、医療保険制度で決められた支払い基金に請求すると、そこから病院や診療所に支払われます。診療の補助行為を行うためには、医師あるいは歯科医師からの処方箋（もしくは、依頼箋）に基づいて行う必要がありますので、単独で開業してSTの診療を行うことはできません。しかし、医療制度とは関係なく、たとえば、相談室や塾という形でSTのサービスに対して報酬を受け取ることはできます。実際にこのような形で仕事をしているSTも、数は多くはありませんが存在します。なお、アメリカでは日本とは異なる医療制度があるのと、STの資格制度も異なっていますので、開業しているSTが大勢います。多くの場合、耳鼻咽喉科医などと緊密な連携の下に仕事をしています。たとえば、町の中心街にクリニックが複数集まって医療エリアを構成していて、そのエリアの一画にSTのオフィスを構え、必要に応じて隣接する

第1章　言語聴覚士

耳鼻咽喉科医や歯科医に、口、喉（のど）、耳、歯などの検査を依頼するといった形をとっています。

　筆者が直接確かめてはいませんが、アメリカのロサンゼルス近郊の映画の都ハリウッドの近くで開業しているSTは、有名な俳優の患者さんを大勢抱えていて、収入もとても多いそうです。俳優は声を使う仕事ですので、声が出にくくなったりするとすぐにSTのところに行くようです。日本では、俳優や声優は、声の障害を専門としている耳鼻咽喉科医を受診するようです。

　日本もアメリカもそうですが、ことばの障害の問題が最初に気づかれ対応策がとられたのが、小学校です。そのため、両国とも小学校や中学校、特別支援学校にはことばの障害の検査や治療を行う教員がいます。アメリカの場合は、ASHAの臨床免許を持っているSTが仕事をしていますが、日本では、多くの場合一般教員として採用された人が「ことばの教室」あるいは「特別支援学級」に配属されてから、言語障害についての専門教育を行っている教育系大学に1年間程度"内地留学"して勉強します。しかし、医療職としてのSTの国家資格は有していませんし、筆者が見る限り、専門教育も十分とは言えません。なお、言語障害を取り扱える専門教師を認定する制度を文部科学省が設けています。これは、一定の経験を有する教師を対象に専門試験を行い、資格を授与する制度です。今では、ことばの教室での教育、あるいは特別支援教育に携わっている教師の多くがこの国家資格を持っています。この試験の概要は、表1の通りです。

コラム　患者「様」という言葉

　「患者様」という言葉が使われるようになってどれくらい経つでしょうか。筆者は、この言葉には、ずっと違和感を抱いており、自分ではこの言葉を使ったことはありませんし、人がこの言葉を使うのを聞くのも好きではありません。

　病気の人を表す患者という言葉は、本来、医療関係者の間では、「さん」も「様」も付けずに使われていました。私自身、学会発表や研究論文の中では、「患者は○○歳、男性」といった表記の仕方をしてきましたし、会議の中で

第 1 章　言語聴覚士

も、「この患者は」という言い方が普通で、せいぜい、「この患者さんは」といった表現をするくらいでした。同僚の医療スタッフも同様で、彼らから、「この患者様は」といった言い方は一度も聞いたことがありませんでした。しかし、最近の学会や研究会では、「この患者様は」といった言い方を耳にすることが多くなりました。筆者がこの言葉を言ったり聞いたりすることに抵抗がある理由は、何にでも「様」をつければ、丁寧になるというのは間違いだと思うからです。「奥様」「お嬢様」「お客様」「ご来場の皆様」という言い方は自然で全然抵抗がありませんが、「学生様」「子ども様」「弁護士様」といった表現と同じように「患者様」という言い方はどう考えても変です。しかし、これは語感の違いかもしれません。特に、最初から「患者様」という言葉を聞き慣れた若い人には抵抗感はないかもしれません。

　こんなことを考えている時に、ある新聞の「医療現場は『様』反対論」という見出しのコラムが目にとまりました。2004年5月26日の読売新聞の「日本語の現場」というコラムです。その中で、新潟県の公立病院に勤める54歳の産婦人科医師の「何にでも『様』をつければ丁寧になると思うのは、あまりにも浅はか。『患者様』なる異様な言葉は使ったことがない。患者サービスを考える場合、へんてこな語を使うより、やらなければならないことが、たくさんあるはずです」という意見を紹介しています。また、和歌山県の56歳の整形外科医の「病院が『患者様』と呼ぶようになったのは営利の対象とみなしているからだ」という意見も紹介しています。どちらもなかなか的を射た意見だと思いました。

　そのコラムは、「医療現場で『様』の評判は芳しくない。『患者様』の呼びかけが適当かどうかという問いかけにメールやファックスで答えてきた多くの医療関係者の中で、医者に限れば、『様』という呼び方を積極的に支持するのは、たった一人だけだった」と結んでいました。

　しかし、このコラムは今から5年以上も前に書かれたものですので、今は、「様」反対論を唱える医療関係者は少数派になっているかもしれません。

第1章　言語聴覚士

表1　平成21年度特別支援教育資格認定試験（概要）

1. この試験の趣旨（以下、視覚障害教育については説明省略）
   この試験は自立活動（言語障害教育）について実施。合格した者は、都道府県教育委員会に申請すると、特別支援学校自立活動の一種免許状（言語障害教育）が授与される。
   この免許状を取得すると、特別支援学校及び特別支援学級において言語障害者の自立活動を担当することができる。
2. 受験資格
   次のいずれかに該当する者。
   　ア　大学（短期大学を除く）を卒業した者
   　イ　高等学校を卒業した者その他大学（短期大学及び文部科学大臣の指定する教員養成機関を含む）に入学する資格を有する者で平成21年4月1日における年齢が満22歳以上の者
   　ウ　高等学校卒業程度認定試験規則附則第4条表に掲げる者
3. 試験の実施方法
   ①実施大学：筑波大学
   ②第1次試験
   　場所：筑波大学東京キャンパス（東京都文京区大塚）
   　内容：一般教養科目、教職に関する科目、自立活動に関する科目Ⅰ
   ③第2次試験
   　場所：筑波大学東京キャンパス（東京都文京区大塚）
   　内容：自立活動に関する科目Ⅱ（専門筆記試験）、自立活動に関する科目Ⅲ（専門実技試験）、口述試験
4. 試験科目の一部免除
   ①一般教養科目
   　次のいずれかに該当する者に対しては、一般教養科目の試験を免除する。
   　　ア　大学（短期大学を除く）を卒業した者
   　　イ　大学院に入学する資格を有する者
   　　ウ　幼稚園、小学校、中学校、もしくは高等学校の教諭又は養護教諭もしくは栄養教諭の普通免許状（二種免許状を除く）を有する者
   　　エ　特別支援学校（旧盲学校、旧聾学校、旧養護学校）自立活動教諭の普通免許状を有する者
   　　オ　平成16年度以降の特別支援学校教員資格認定試験（旧特殊教育教員資格認定試験）の第1次試験に合格した者
   ②教職に関する科目
   　次のいずれかに該当する者に対しては、教職に関する科目の試験を免

除する。
 ア　幼稚園、小学校、中学校もしくは高等学校又は養護教諭の普通免許状（二種免許状を除く）を有する者
 イ　特別支援学校（旧盲学校、旧聾学校、旧養護学校）自立活動教諭の普通免許状を有する者
 ウ　平成16年度以降の特別支援学校教員資格認定試験（旧特殊教育教員資格認定試験）の第1次試験に合格した者

③自立活動に関する科目Ⅰ
次のいずれかに該当する者に対しては、自立活動に関する科目Ⅰの試験を免除する。
 ア　特別支援学校自立活動教諭の普通免許状を有する者
 イ　平成19年度又は平成20年度の特別支援学校教員資格認定試験の第1次試験に合格した者（ただし、平成19年度の特別支援学校教員資格認定試験の第1次試験に合格した者の内、平成20年度に本科目を免除されて他の実施種目を受験している者を除く）

④自立活動（言語障害教育）の種目に係わる自立活動に関する科目Ⅲ
言語聴覚士法第3条の規定により言語聴覚士の免許を受けている者又は言語聴覚士国家試験の受験資格を有する者（言語聴覚士の養成に係わる学校の卒業等の見込みの者を除く）に対しては、自立活動（言語障害教育）の種目に係わる自立活動に関する科目Ⅲの試験を免除する。

⑤口述試験
教育免許状（普通免許状、特別免許状、臨時免許状）を有する者に対しては、口述試験を免除。

5．問い合わせ先
筑波大学附属学校教育局学校支援課
ホームページアドレス：http://www.mext.go.jp/a_menu/shotou/nintei/main9_a2.htm

3）STの仕事の枠組み

　働く場所はさまざまですが、STは基本的に図1に示すような枠組みの中で仕事をします。まず、障害の的確な評価・診断から始めます。多彩で複雑な症状を示す各種の言語障害の評価・診断にあたっては、多角的な情報収集ならびに深い洞察力に裏打ちされた的確な判断が要求されます。評価・診断結果に基づき治療目標を設定し、その目標達成のための方針を立てます。その

第1章　言語聴覚士

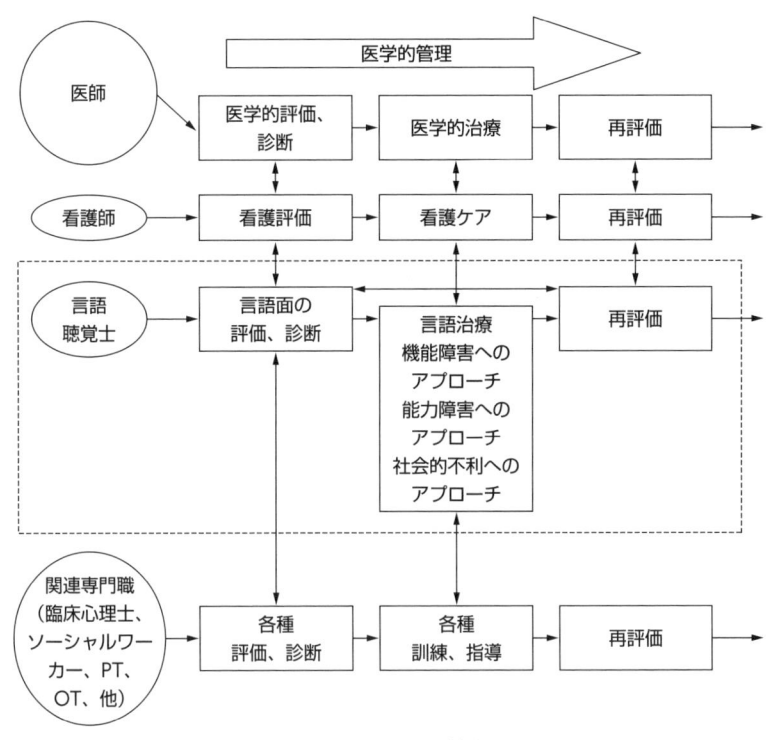

図1　STの仕事の枠組み

方針に沿って、適切な治療・指導技法を選択します。このような段階を踏んで、狭義の治療活動を開始します。治療活動には、言語機能の障害とコミュニケーション能力の障害を改善するための本人への直接的な働きかけ、家族指導、社会的不利を軽減するための"環境"（たとえば、職場）への働きかけなどが含まれます。一定期間（3か月ないし半年）経った時点で、再評価を行い障害の改善状況、治療・指導の適切さなどを点検します。

4）STの数

ASHAのホームページによると、2010年2月現在、会員数は135,000人だそうです。一方、日本言語聴覚士協会のホームページには、平成17年6月現在の正会員数は5,402名と記載されています。これは5年前の数字ですので、

第 1 章　言語聴覚士

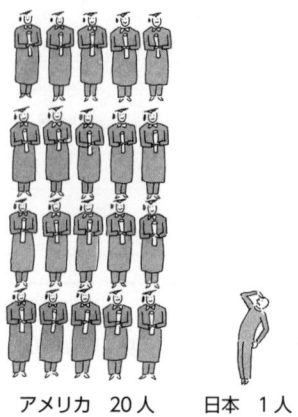

アメリカ 20人　　日本 1人
図2　アメリカとの日本のST数の比較
(出典：日本聴能言語士協会パンフレット「ことばの障害児・障害者対策を早急に！」．1979)

　現在は7,000人近くに増えているはずです。7,000人としても、アメリカのSTの約20分の1にしか過ぎません（図2）。言語障害の出現率は、アメリカも日本もほぼ同じはずです。そして、日本の人口はアメリカの人口の約半分です。したがって、我が国のSTの数がアメリカと比べると圧倒的に不足していることがわかります。そのため、多くの言語障害児者が専門的なケアを受けられずに放置されています。

2. STの学問領域

1）言語障害学

　STの学問的背景となっている専門分野は言語障害学（アメリカではSpeech Language Pathology & Audiology、言語病理学と聴能学ないし聴覚障害学と和訳）です。
　言語障害学は、「正常なコミュニケーション過程の科学的究明を基盤として、複雑多岐にわたる言語聴覚障害像の記述、評価、原因の究明、治療ないしリハビリテーションの方法論の開発と体系化を目指す応用科学の一分野」(Perkins 1971；笹沼 1999) です。

第1章　言語聴覚士

　ここで言う「応用科学の一分野」とは、基礎科学などで得られた結果・理論・技術などを実際にあてはめて使う学問領域、得られた知識を応用して障害の治療にあたることを目的とする学問のことを意味します。

　また、「体系化」とは、個々のものを一定の考えで矛盾のないようにまとめることであり、諸科学を統合することにより言語障害の実態の把握、評価法、治療法の開発に役立てます。なぜなら、個々の学問は言語障害を理解するために体系化されていないからです。

　なお、「正常」とは、ある集団の平均的行為＝統計的基準（幅がある）に照らして逸脱していないことを指しますが、正常の定義はいろいろです。心理学の書籍には正常と異常についてのくわしい記述があります。

　図3と表2は、笹沼（1999）がASHAのSpeech Language Pathologyの履修科目・単位数を整理したものです。この図と表から、言語障害学は言語科学系、心理・教育・社会学系、医学系、工学系の諸科学を包含した幅広い領域の諸科学を基礎とする、きわめて学際色豊かな専門分野であることがわか

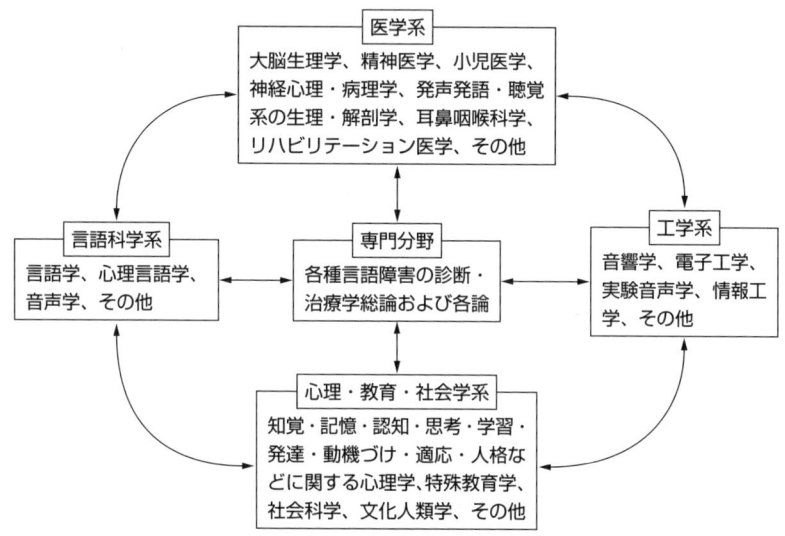

図3　Speech Language Pathologyの履修科目分野・系
（出典：笹沼澄子：講座　言語聴覚障害学－理論と臨床－言語聴覚士（ST）の臨床活動：総論. 総合リハビリテーション Vol.27 No.7, 1999）

表2 Speech Language Pathology の履修分野別単位数
(出典：笹沼澄子：講座　言語聴覚障害学－理論と臨床－言語聴覚士（ST）の臨床活動：総論．総合リハビリテーション Vol.27 No.7, 1999）

課　　程	必要最低単位数*
①基礎分野：聴器と発声発語器官の解剖と生理、神経学、音声学、音声言語科学、意味論（semantics）、言語学、言語心理学、実験音声学、音響学、統計学および同類の分野	18
②言語病理学の専門分野：構音障害、音声障害、吃音、言語発達遅滞、難聴、口蓋裂、脳性麻痺、失語症、食道音声および同類の分野	24
③聴覚学の専門分野：聴力測定、聴能訓練、読話、言語保存指導、難聴児問題および同類の分野	6
④その他の分野：発達心理学、異常心理学、面接法および同類の分野	12
以上必要単位数小計	60
⑤臨床実習（supervised clinical practicum）	275時間
⑥専門的経験：上記全課程終了後における、指定の臨床経験	1年

＊　1単位は、週1時間4か月の課程（約17時間）に相当する

ります。

　別の言い方をしますと、文系志望の人でも理系志望の人でも、活躍できる分野です。

　ところで、なぜこんなに広範囲の学習が必要なのでしょうか。具体例をあげてみます。

　口蓋裂（こうがいれつ）という障害があります。これは、遺伝的要因や受胎初期の薬害などのために、顔の中央での骨や組織の融合がうまくいかなくなったために、唇、口蓋、顎などに裂け目が残ったまま生まれてくる状態です。このような状態のままで子どもが成長すると、ことばをしゃべることに重度の障害が生じてしまいます（この障害については第4章で説明します）。

　この障害について理解し、STとして適切な対応を行うため、遺伝学、病理学、解剖学、臨床歯科学、口腔外科学、形成外科学などを学びます。そのう

えで、口蓋裂の言語評価・治療学を学ぶ必要があります。

　次に吃音（きつおん）を例にとって説明します。吃音とは、いわゆる"どもり"のことです。この言語障害は、人類の歴史上最も早くから知られているもので、ギリシャ時代の記録の中にも吃音についての記述が見られるそうです。吃音については、特にアメリカで多くの研究がなされていますが、発生原因についてはまだよくわかっていません。子どもがことばを学ぶ過程で、話す能力が未熟なまま急いで話そうとすると、ことばを言いよどんだり、ことばが詰まったりすることはよくあることですが、そのような時に、周囲の人、特に母親が、「○○ちゃん、どもったらだめ」などと言うと、子どもは話すことに意識を集中して、かえってどもってしまいます。こういった経験を重ねることによって"本当の"どもりになってしまうという説があります。この他、脳に異常があるためとか、遺伝によるとかの説があります。いずれにしても、精神的・心理的な要素が強い言語障害である吃音について理解するためには、まず臨床心理学、生涯発達心理学、精神医学などを学ぶ必要があります。加えて、どもっている時には呼吸や発音が明らかに乱れますので、発声発語器官の生理学、解剖学、運動学を学ぶことも大事です。そしてもちろん、吃音の検査や訓練についての診断学や治療学を学ぶことが必要です。

2）ST養成のカリキュラム

　ST養成のカリキュラムは、言語聴覚士法、同施行規則、厚生労働省告示によって定められた指定科目（表3）の条件を満たす必要がありますが、その必要要件を満たしたうえでそれぞれの養成校が特色ある教育を行っています。

　ここでは筆者が所属する国際医療福祉大学の言語聴覚学科の教育について簡単に紹介します

　同学科の教育方針は、以下の4点に要約できます。

①言語障害学の基盤となる学際的な専門基礎科目の履修を重視します。人間のコミュニケーション行動、言語・聴覚過程、およびそれを支える人体の構造や機能、また心理や社会・教育などに関する幅広い基礎知識を修得し、科学的・論理的思考能力を身につけます。

第1章　言語聴覚士

表3　言語聴覚士法によるST養成の指定科目

基礎医学（医学概論、解剖学、生理学、病理学を含む）
臨床医学（内科学、小児科学、精神医学、リハビリテーション医学、耳鼻咽喉科学、臨床神経学、形成外科学を含む）
臨床歯科医学（口腔外科学を含む）
音声・言語・聴覚医学（神経系の構造、機能、病態を含む）
心理学（臨床・生涯発達・学習・認知心理学）
言語・音声・音響学（言語学、言語発達学、音声学、音響学）
社会福祉・教育学（社会保障制度、リハビリテーション概論、関係法規）
言語聴覚障害学総論（言語聴覚障害診断学を含む）
言語聴覚障害学各論（失語・高次脳機能障害学、言語発達障害学、発声・発語・嚥下障害学、聴覚障害学）
臨床実習

②専門科目において、複雑多様な言語聴覚障害に対応する臨床能力（専門的知識・技能・態度）を体系的かつ段階的に修得します。特に臨床実習を重視し、学内実習と学外実習を組み合わせて実習内容の充実をはかり、臨床思考能力と臨床技術を習得します。

③日進月歩する知識・技能を主体的に学び、専門家としての資質の向上を目指して努力し続ける自己研鑽能力を養います。

④新しい知識や技術の導入および開発に取り組み、学問の進展に寄与できる能力を養います。

　こうした教育方針を実現するための履修単位数の概要は、表4の通りです。卒業に必要な単位数は124単位以上（うち必修専門基礎科目38単位、必修専門科目49単位）、臨床実習は延べ480時間です。

　必修専門基礎科目と、専門科目は表5の通りです。

　このカリキュラムの主な特徴は、以下の通りです。

①1・2学年次の総合教育・専門基礎科目では、人間の精神、身体、言語、生活、社会、政治・経済、文化、語学、情報処理などについて学び、幅広い教養と科学的思考を養います。また、人間の言語・コミュニケーション行動を支える心理・行動面、医学面、言語構造、音声の物理的側

第1章　言語聴覚士

表4　国際医療福祉大学言語聴覚学科の履修単位数概要

1　総合教育科目
　　1）人文科学系：6単位以上（選択）
　　2）社会科学系：6単位以上（選択）
　　3）自然・情報科学系：3単位（必修）、2単位以上（選択）
　　4）外国語系：4単位（必修）、2単位以上（選択）
　　5）保健体育系：2単位（必修）
2　専門教育科目
　　1）専門基礎科目（医学、心理学、言語学など）：38単位（必修）
　　2）専門科目（言語聴覚障害学概論・各論、臨床実習〈480時間〉など）：49単位（必修）
　　3）専門教育科目（専門基礎科目と専門科目）：8単位以上（選択）
3　卒業に必要な単位数：124単位以上
　　　　　　　　　　　　　　　　基礎分野：29単位
　　　専門基礎分野（医学、心理学、言語学）：38単位
　　　　　　　　　　　　　　　　専門分野：45単位
　　　　　　　　　　　　　　臨床実習：12単位（480時間）

表5　国際医療福祉大学言語聴覚学科の必修専門基礎科目と専門科目

〈必修専門基礎科目〉
保健医療福祉制度論、言語学、言語心理学、言語発達学、音声学Ⅰ・Ⅱ、音声情報処理学、聴覚心理学、生涯発達心理学Ⅰ・Ⅱ、臨床心理学Ⅰ・Ⅱ、学習心理学、神経心理学、認知心理学、心理測定法、実験計画法、リハビリテーション概論、医学概論、解剖学、生理学、病理学、耳鼻咽喉科学、リハビリテーション医学、内科学、精神医学、臨床神経学、形成外科学、臨床歯科医学、口腔外科学、音声言語医学、中枢神経機能学、聴覚医学

〈専門科目〉
言語聴覚障害学概論Ⅰ・Ⅱ、言語聴覚障害診断学、成人言語障害学総論Ⅰ・Ⅱ、失語症学、失語症学特論、失語症学特論演習、高次脳機能障害学、言語発達障害学総論Ⅰ・Ⅱ、言語発達障害学、言語発達障害学特論、言語発達障害学特論演習、聴覚障害学総論、聴覚機能評価学、補聴器・人工内耳、小児聴覚障害学Ⅰ・Ⅱ、成人聴覚障害学、視覚聴覚重複障害、発声発語障害学総論、機能性構音障害学、吃音学、器質性構音障害学、構音障害学演習、音声障害学、摂食・嚥下障害学Ⅰ・Ⅱ、運動性構音障害学、言語聴覚障害学研究法概論、言語聴覚障害学研究法演習、言語聴覚障害総合演習、言語聴覚療法特論Ⅰ・Ⅱ、卒業研究、臨床実習Ⅰ・Ⅱ（含む関連施設実習）、関連職種連携実習

面、情報科学などを学びます。これらの科目を通して、言語聴覚障害と密接に関係する医学的知識を深め、専門的サービスを提供する社会的基盤や職種間連携などを理解します。

②専門科目では、各種言語聴覚障害の原因、症状、発生メカニズム、評価・診断、訓練・指導・援助法に関する知識や技術および態度を学び、STに必要な臨床能力を養います。また、言語聴覚障害学研究法や卒業研究を通して、主体的に研究に取り組む能力を育成します。

　具体的には、1年次から4年次にかけて段階的に学べるように、1年次から専門科目（言語聴覚障害学概論Ⅰ・Ⅱ）を導入しています。2年次には各障害領域における評価・診断法、3年次には訓練・指導・援助法を学びますが、これらの科目では演習や臨床実習を取り入れることによって、必要な専門知識・技術・態度を実践的に修得できるように工夫しています。また、4年次には専門的な知識・技術・態度が統合できるように学内や学外の臨床実習の他に言語聴覚療法特論を設けています。これらの学習過程においては、専門基礎科目と専門科目との関係を明確にし、教育内容の体系化を図っています。

③臨床実習はSTの教育の中核となるものであり、学科のカリキュラムにおいても重要な位置を占めています。

　まず、臨床実習の前段階として、1年次に附属の言語聴覚センター、リハビリテーションセンター、老人保健施設、デイケアセンターなどを見学し、STの職務を理解するとともに、グループ討議を行い、成果を発表します。

　2年次には、言語聴覚センターで、「言語聴覚障害総合演習」を行います。この演習を通じて、教員が行う実際の臨床を見学して臨床の視点、患者の全人的理解、症状把握、臨床記録のまとめ方などを学びます。また、他学科の学生とともに、「関連職種連携論」（専門基礎選択科目）を履修し、「連携ワーク」演習（専門基礎選択科目）を行います。

　3年次には、言語聴覚センターならびに附属病院・関連施設で、「臨床実習Ⅰ」と「関連施設実習」を行い、言語聴覚療法の基本技術とチーム医療・ケアについて実践的に修得します。

第1章　言語聴覚士

　4年次には、評価・診断から訓練・指導に至るまでの全臨床過程についての総合的な「臨床実習Ⅱ」を、附属・関連施設ならびに全国の実習協力施設で行います。また、他学科の学生と一体となって、「関連職種連携実習」を行い、臨床現場において必要とされる職種間の連携能力を養います。

　比較のために、表6に筆者が学んだアメリカのインディアナ州立パデュー大学大学院修士課程のST養成カリキュラム（ネットで検索した最近のもの）を示します。

　我が国とアメリカのST養成カリキュラムを比べてみると、我が国のカリ

表6　アメリカのST養成カリキュラムの例（パデュー大学大学院言語病理学修士課程）（単位数、実習時間などは省略）

〈必修基礎科目〉
生物科学、物理学、数学、行動／社会科学、言語聴覚の解剖学／生理学、音響学または音韻論、言語学または正常言語発達、統計学、聴覚リハビリテーション、聴覚障害
以上の科目以外に言語障害領域あるいはその他の領域の科目を所定単位履修
〈コア障害コース必修科目〉
音声学と音韻障害、小児の言語障害、吃音、成人の言語障害、音声障害、嚥下障害
〈コア正常過程コース必修科目〉
言語聴覚の神経的基礎、言語産生・知覚の基礎
〈障害コース選択科目〉
言語病理学と聴能学におけるカウンセリング、最新拡大・代替コミュニケーション、自閉症、幼児のコミュニケーション障害、医療言語病理学、脳外傷、発達上の発話・摂食障害、拡大・代替コミュニケーション、学校での臨床技法、小児聴覚リハビリテーション
〈正常過程コース選択科目〉
聴知覚、言語獲得、研究法、老化とコミュニケーション
その他、言語学、カウンセリング概説、老化、神経心理学、行動変容、小児発達、医療的管理などの科目
〈臨床実習コース〉
学内クリニックでの実習、学校現場での実習、医療現場での実習

キュラムでは、医学系の科目の履修負荷が極めて高いことがわかります。

　アメリカの臨床免許は日本と違って、SLPとAudiologyの二本立てですので、言語病理学と聴能学それぞれを広く深く学べるように、カリキュラムが編成されています。そのどちらの場合も、言語聴覚領域に特化した科目を履修することができ、また、科目選択の余地がかなりあります。なお、カリキュラムはASHAの基準に沿って編成されていますが、それぞれの大学によって若干科目設定が異なります。

3. STの研究

1）研究とは何か

　辞書を引いてみると、たとえば広辞苑第六版（2008）には、「（研究とは）よく調べ考えて真理をきわめること」と書いてあります。また、新明解国語辞典第六版（2008）は、「問題になる事柄についてよく調べて事実を明らかにしたり、理論を打ち立てたりすること」と記述しています。これらの説明は、研究のかなりの側面を正しく表現していますが、一番大事な点に触れていません。

　古い話で恐縮ですが、20数年前に筆者らが翻訳したアメリカのシルバーマン（1983）という人のSTのための研究法の本の中にある定義「研究とは、科学的方法に基づいて、ある問題に対する答えを出す過程」が、簡潔で、かつ、本質を突いています。この定義で最も重要なことは「科学的方法に基づいて」という点です。

　「科学」と呼ばれるためには、他の人によって「検証」されることが必要です。「検証」とは同じ方法によって、同じ結果が確かめられることで、「検証可能性」が科学であることの基本です。

　「検証可能性」を高めるためには、できるだけくわしく明確に「ある問題に対する答えを出す過程」が記述されなければなりません。

　ユネスコ＝国際連合教育科学文化機関は、こうした考えに基づいて原著論文について表7のように定義しています。この原著論文の定義の中で、「論文の中に与えてある情報だけにもとづいて」という箇所が特に大事です。

第1章　言語聴覚士

表7　ユネスコによる原著論文の定義

（出典：木下是雄：理科系の作文技術．中公新書，1986）

> 「原著論文は，その分野の専門の研究者が読めば，論文の中に与えてある情報だけにもとづいて（i）著者の実験を追試して，著者の示した実験誤差の範囲内で，同じ結果に到達することができるように，または，（ii）著者の観察，計算または演繹をくりかえして著者の発見の当否を判定できるように，書かなければならない．」（7ページ）

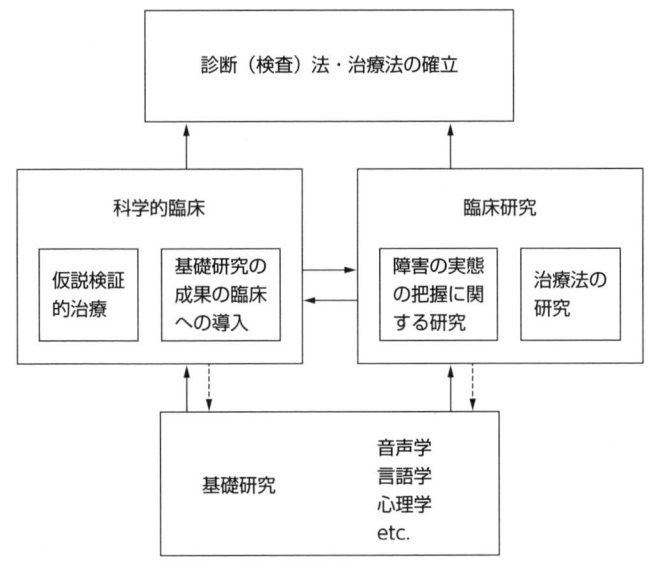

図4　研究と臨床の関係

2）研究の重要性

次に研究の重要性について説明します。図4は、研究と臨床の関係を示した概念図です。

この図の真ん中の左側に科学的臨床と書いてありますが、STが行っている臨床活動は、意識するとしないとにかかわらず、仮説検証的です。すなわち、検査結果に基づいて障害構造や発生機序を推測し、治療計画を立てて治療を開始しますが、これはまさに仮説検証的治療です。また、こうした臨床活動

第 1 章　言語聴覚士

に音声学や言語学などの基礎研究の結果を取り入れているのも科学的臨床を行っている証拠です。この科学的臨床は、診断法や治療法の確立につながります。一方、この図の真ん中の右側にある臨床研究は、障害の実態を把握する研究と治療法の研究とから構成されており、これらの研究の目指すところも診断法や治療法の確立です。このように臨床活動と研究活動はきわめて密接な関係にあり、両者は表裏一体であり、車の両輪であるとも言えます。臨床家としての力量は、科学的臨床を実践することによって培われます。すなわち、科学的臨床を実践することによって物の見方、考え方、観察力、洞察力が養われます。そして、そうした臨床に基づいてデータをまとめることが研究につながります。

　ASHAの倫理規定は、患者さんに対するSLPの責任として、障害を持っている人に最高の効果を最短期間でもたらすことをあげていますが、そのような効果をもたらすためには、種々の治療・訓練の効果についてのデータ収集が不可欠です。残念ながら、言語治療の方法は確立されているとは言えません。図5は、言語治療の体系化の模式図です。各種の言語障害の治療研究を積み重ねて、究極的にはこの図にあるような治療法の体系を確立することが、言語障害学の目的であるとも言えます。

　言語障害の研究については、筆者が一昨年（2008年）出版した『言語障害の研究入門～はじめての研究　そして発表まで』（協同医書出版社）にくわしく述べてありますので、参考にしてください。

　最後に研究に関するエピソードを一つ紹介しましょう。

　昨年の3月に国際医療福祉大学大学院の博士課程を修了し、保健医療学の博士号を取得したHさんは、学部の時はあまり目立たない学生で英語もそれほど得意ではありませんでしたが、修士課程から博士課程に進むにつれ、自分からどんどん英語の原著論文を読むようになりました。一緒に読み合わせしてみると、論文に書かれていることを正確に読みとっていることがよくわかりました。

　学位授与式には彼女のご両親も出席され、まさか我が子が博士になるとは思いもかけなかったと驚いておられました。

第 1 章　言語聴覚士

```
訓練技法 A············ 理論的根拠
  A タイプ失語症状例 1    治療実験結果
  A タイプ失語症状例 2    適応例
       ·              禁忌
       ·              評価法
  A タイプ失語症状例 N

訓練技法 B············ 理論的根拠
  B タイプ失語症状例 1    治療実験結果
  B タイプ失語症状例 2    適応例
       ·              禁忌
       ·              評価法
  B タイプ失語症状例 N

       ·
       ·

訓練技法 N············ 理論的根拠
  N タイプ失語症状例 1    治療実験結果
  N タイプ失語症状例 2    適応例
       ·              禁忌
       ·              評価法
  N タイプ失語症状例 N
```

（失語症治療体系）

（吃音治療体系）

（言語障害学治療体系）

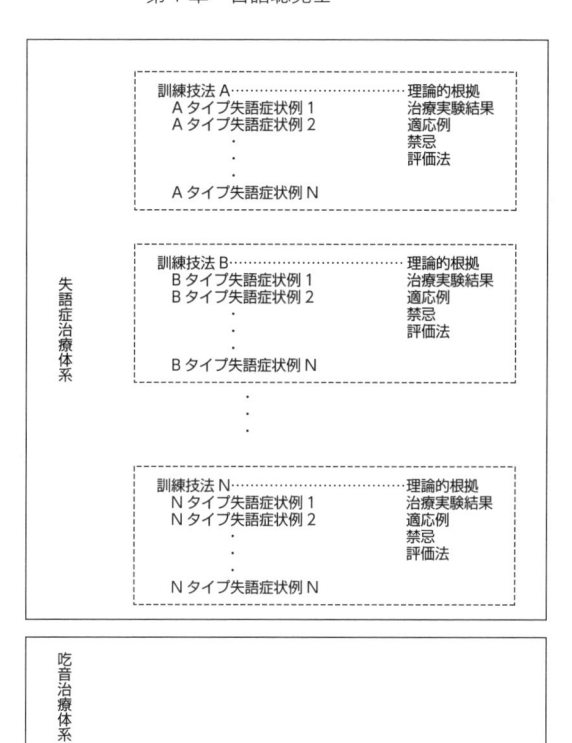

図 5　言語障害学治療体系

コラム　日本語と英語

　日本語と英語の論理構成の違いについて触れます。鳥飼玖美子さん（朝日新聞、2009 年 9 月 17 日）が指摘しているように、英語は論理的で、文の最初に最も重要な主張を提示し、次にそれを検証したり、補強したりして、論を展開します。

　これに対して、日本語の文章では、読み進んでいっても、何を伝えたいのかが、なかなか読みとれません。下の日本語と英語の文章を読み比べてみてください。

　「覚せい剤を自宅マンションで所持したなどとして、覚せい剤取締まり法違

第 1 章　言語聴覚士

反（使用、所持）罪に問われた元女優、酒井法子（本名、髙相法子）被告（38）の判決公判で、東京地裁（村山浩昭裁判官）は 9 日、懲役 1 年 6 月、執行猶予 3 年（求刑懲役 1 年 6 月）を言い渡した」

「Former actress and singer Noriko Sakai was sentenced Monday to a suspended 18-month prison term for possessing and using illegal drugs in July and August.」

　日本文は、2009 年 11 月 10 日の日本経済新聞朝刊 12 版社会面に掲載された酒井法子被告についての記事（123 字）です。そして、英文は、同日の The Japan Times の記事の冒頭のパラグラフ（154 字）です。英文は頭から読み進んで行くと、「元女優で歌手の酒井法子は、月曜日に刑を言い渡された。執行猶予付きの 18 ヶ月の懲役刑である。不法薬物所持・使用のため。7 月と 8 月の。」ということがわかります。

　このように、英文は、上から読んで行くだけで、「誰が、いつ、どうした、なぜ」ということが、すっきりと読み手の頭に入って行きます。これに対して、日本文の方は、余計な説明文から始まって、最後まで読まないと何がどうなったのかがわかりません。

　これは、たまたまある日の同じ"事件"についての日本語と英語の新聞記事を取り上げて比較したのですが、このような事実を報道するだけの新聞記事ですら、大きな差があることがわかります。したがって、新聞のコラムなどになると、日本語の場合は、最後の最後まで読まないと筆者が何を伝えたいのかがわかりにくいことが多いです。

　鳥飼さんは、鳩山首相の論文の英語要約版と日本語の原文を比較し、世界に語りかける時は、論理的な英語構成の方が得策だと主張しています。筆者も、同じ意見です。

　これから ST を目指し、言語障害の研究もやってみたいと考えている若い読者の皆さんは、できるだけ英語の文章を読むようにこころがけてください。自然に英語の論理構成の仕方が身に付き、その結果"論理的な"日本語の文章が書けるようになります。そして、最終目標は、言語障害の研究結果を英語で世界に発信してください。夢は大きなほど、実現した時の喜びが大きいのですから。

4. 今後の展望

　21世紀は「脳の時代」と言われています。脳は最後の未知の領域、フロンティアです。研究活動のさらなる進展によって脳の働きが解明されることにより、言語障害についての解明も進み、よりすぐれた評価方法や治療方法の開発が期待されます。

　最近は脳について、いろいろ興味深い事実が明らかになってきています。この章の末尾に、脳について書かれてある本を「お勧めの本」として紹介してあります。

〈質問〉
1) なぜSTは音響学を学ぶ必要があるのでしょうか？
2) なぜアメリカの言語障害学は著しい発展を遂げているのでしょうか？
3) 言語治療の方法の確立・体系化がなされていないのはなぜでしょうか？
4) 脳科学の進歩は、言語障害学にどのような影響をもたらすでしょうか？

〈お勧めの本〉
阿部哲也：暴走する脳科学　哲学・倫理学からの批判的検討．光文社新書，2008．
池谷　裕：単純な脳，複雑な「私」．朝日出版社，2009．
萩原裕子：脳にいどむ言語学．岩波科学ライブラリー59，1998．
佐野洋子・加藤正弘：脳が言葉を取り戻すとき．NHKブックス，1998．
酒井邦喜：言語の脳科学　脳はどのようにことばを生み出すか．中公新書．2002．
酒田英夫，他：脳科学の現在　神経生理学・認知科学・数理工学から．中公新書，1994．
立花　隆：脳を究める　脳研究最前線．朝日新聞社，1996．

〈引用文献〉
伊藤元信：言語障害の研究法入門〜はじめての研究　そして発表まで．協同医書出版社，2008．
木下是雄：理科系の作文技術．中公新書，1986．
広辞苑　第六版．岩波書店，2008．
Perkins WH: Speech pathology; An applied behavioral science. The CV Mosby, 1971.
笹沼澄子：講座　言語聴覚障害学－理論と臨床－言語聴覚士（ST）の臨床活動：総論．総合リハビリテーションVol.27 No.7：639-645，1999．

第1章　言語聴覚士

シルバーマン FH（伊藤元信，羽生耀子・訳）：言語病理学・聴能学研究法．協同医書出版社，1983．
新明解国語辞典　第六版．三省堂，2008．

第2章
コミュニケーション

　小田原熊五郎さんは横浜市在住の73歳である。気っぷが良くて、酒好きで、女性には相当もてたらしい。しかし、気短ですぐ怒り出し、ちゃぶ台をしょっちゅうひっくり返したとのこと（奥さん談）。
　18歳の時から、突然病に倒れた昨年の夏まで、大工の仕事をしてきた小田原さんの自慢の一つは、あの口うるさい小説家の故立原正秋を満足させる家を鎌倉に建てたことである。立原正秋は、男の美学を貫き通した、最後の文人とも言える作家で、庭園について一冊の本を書いているほどなので、彼の家を建てるという仕事は並大抵の大工にできることではなかったと思われる。
　小田原さんは鼾がひどくて奥さんが寝られないので、数年前から夫婦別々の部屋で寝ていた。7か月前の去年の夏の朝、いつもの時間に起きてこないので奥さんが起こしに行くと、布団の中で動けなくなっていて声も出なかった。すぐに救急車で救急病院に運ばれ、神経内科医の診察で脳梗塞と診断された。その時にはすでに、右手足の麻痺と言語障害が出現していた。
　その後、7か月間その病院で治療を受けてきたが、本格的な機能回復訓練を受けるために、先週、横浜市のリハビリテーションセンターに入院した。
　小田原さんの利き手である右手は曲がったままでまったく動かず、包帯で肩から吊っている。足の麻痺も重度で、自分では歩けないの

で、看護師に押してもらって車椅子で病棟から訓練室に行く。

　言語障害の種類は失語症で、障害の程度は重度である。話す、書く、聞いて理解する、読むといったすべての側面に障害がある。話すことには重度の制限があり、いくつかの単語が言える程度であるが、聞いて理解する能力は比較的良く保たれていて、机の上に並べられた100円玉や鉛筆などを前にして、「100円玉を箱と鉛筆の間に置いてください」「鉛筆と一緒に箸も取ってください」といった指示に正しく従うことができる。

　入院時のカンファレンスでは、医師、看護師、理学療法士（Physical Therapist：PT）、作業療法士（Occupational Therapist：OT）、ST、臨床心理士、医療ソーシャルワーカー（Medical Social Worker：MSW）から報告があり、3か月の入院期間中に身のまわりのことができるだけ自分でできるようにし、家に帰った時に奥さんの負担を少なくすることが目標として設定された。

　PTからは、右足に補装具を付けて歩行訓練をすれば自立歩行が可能になるとの見通しが説明された。OTからは、右手は廃用肢なので利き手交換をして左手がもっと使えるようにすることが目標として示された。臨床心理士の評価では、非言語的知能の若干の低下があり、やや抑鬱（うつ）傾向が認められるとのことであった。

　STの私からは、現在の状態は言語機能のほとんどすべての側面に制限があり、特に発話がきわめて困難で、実用コミュニケーションレベルは5段階の一番下の1（全面援助が必要なレベル）であるため、奥さんや周囲の人とのコミュニケーションが成り立たない。また、気短ですぐ怒り、精神状態も良くないので、発話に頼らないコミュニケーション手段が使えるように訓練して、実用コミュニケーションレベルを少しでも上げることを目標とするという説明をした。

　小田原さんは、短気で、自分の意図が相手に伝わらないとすぐかっとして「てやんでぇー」ということばが出てきてしまうので、看護師の川上さんが、「てやんでぇーの熊さん」と命名した。

　奥さんの話では、お風呂が大好きで、病気の前は、朝仕事に行く

第2章　コミュニケーション

前にシャワーを浴び、仕事から帰ってくると、奥さんが沸かしておいた風呂にまず入るという習慣がずっと続いていたのだそうだ。
　しかし、入院してからは週2回しか風呂に入れないので、不満そうである。そのこともあり、また、自分の考えや感情を病院のスタッフに伝えられないため、一日中不機嫌な顔をしていて、笑顔はまったく見られない。
　そんな小田原さんの言語訓練を開始して2か月経ったある日、訓練室に、にこにこ顔で入ってきた。
　彼の車椅子には、広告の裏を使ったメモ用紙の束を、ボールペンと一緒にぶら下げてある。このメモ用紙に、絵や文字を書いて、コミュニケーションの補助手段として使うためである。小田原さんは、こちらから聞かないのにさっさとメモ用紙と鉛筆を訓練室の机の上においてから、左手を肩から前方に何度も動かし始めた。さらに、メモ用紙に何やら絵を描き始めた。それらの断片的な情報を集めてみると、どうやらお風呂のことを伝えたいらしい。
　「お風呂のことですか？」と聞くと、嬉しそうに、音は少しひずんでいるが、はっきり「風呂」と言った。
　こうしたやりとりの結果、医療相談室のMSWのところに行って直接交渉をして、入浴回数を週2回から3回に増やしてもらうことに成功したようなのである。これだけ重度のコミュニケーション障害がある小田原さんが、そんなに簡単ではない要求内容を相手に説明し、しかも、要求を認めさせることに成功したというのだ。もしそれが事実なら驚きである。
　小田原さんの訓練が終わると直ぐにMSWの磯さんの部屋に行ってみると、彼女はちょうど新患の家族面接を終えたところだった。磯さんの話は、小田原さんが私に伝えたこととあまり食い違いはなかったが、人手が足りないのなら、自分の妻に手伝わせても良いということも伝えたそうである。磯さんは驚いたような顔で、「あれだけの言語障害があるにもかかわらず、ジェスチャーや絵を描いてちゃんと要求を貫徹しちゃうんだから凄いわね」と言った。

第2章　コミュニケーション

　入浴回数を増やすことに成功してからは、小田原さんは見違えるようにやさしい顔に変わり、笑顔が多くなった。そして、病棟の看護師たちからは、「てやんでえーの熊さん」ではなくて「可愛いおじいちゃん」と呼ばれるようになった。
　「コミュニケーション」についていろいろなことを考えさせてくれた小田原さんは、入院して3か月後には杖を使った自立歩行が可能になり、実用コミュニケーションレベルも3（一部援助が必要なレベル）に改善して、にこにこしながら退院していった。

1．コミュニケーションの諸相

　私たちは、ことばによってお互いの意思を伝え合い、コミュニケーションを成立させます。また、ことばによってものを考えたり、感情を表したりします。このようにことばは、人間として生きていくうえで欠くことのできないものです。したがって、ことばに障害が起こると重大なハンディキャップとなり、日常生活はもとより、学校生活、職業生活、その他の社会生活上も大きな支障となります。
　こうした話しことばによるコミュニケーションの過程を理解するために便利な模式図があります（図1）（デニシュとピンソン 1966）。この図は話し手から聞き手へとメッセージが伝達（発信→受信）されるために必要なさまざまな活動のレベルを描いたものです。まず、送信者としての話し手は、自分の意思や考えを一定の言語形式に組み立てます。これは言語学的レベルです。このレベルを支えるのは大脳の神経活動です。次に、大脳で組み立てられた言語形式を話しことばとして表出するために、運動神経が運動指令を出し、その指令に基づいて発話に関係する諸器官が動きます。これは生理学的レベルです。その結果として、音波が生成されます。この過程は音響学的レベルと呼ばれます。音響信号としての音波は、聞き手の耳だけでなく、話し手の耳にも伝わります。こうして自分の発話をモニターするフィードバックの環が形成されます。一方、受信者としての聞き手の耳は、音波を受け取り、信

第2章 コミュニケーション

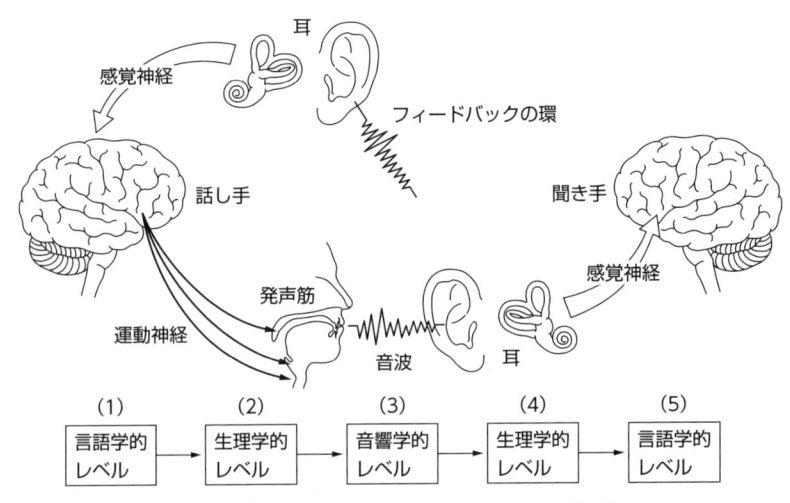

図1 話し言葉のコミュニケーションの模式図
(出典：ピーター B デニシュ，エリオット N ピンソン〈切替一郎，藤村 靖・監修，神山五郎，戸塚元吉・共訳〉：話しことばの科学 その物理学と生物学〈Denes PB, Pinson EN: The speech chain. Bell Telephone Lab, 1963〉．東京大学出版会, 1966, p4 図1・1)

号の特性を一連の神経インパルスに変換します。神経インパルスは、感覚神経によって大脳に伝達され（これは生理学的レベル）、信号が解読されます（これは言語学的レベル）。これらのレベルのいずれかが障害されることによってさまざまな言語障害が引き起こされます。

　これまで述べてきたのは話しことばによるコミュニケーションについてですが、実際のコミュニケーション場面では、話しことば以外の手段が用いられることが少なくありません。話しことば以外のコミュニケーション手段には、文字（言語的コミュニケーション手段）と、表情や身振り、サイン、シンボル（図形などの視覚的記号）といった非言語的コミュニケーション手段が含まれます。また子どもの発達の過程の音声言語が獲得される前の段階では、欲しい物をじっと注視したり、相手の手を引いて要求を達成しようとしたり、物を手渡したり指さしたりする、いわゆる前言語的コミュニケーション手段が用いられます。前言語的コミュニケーション手段の使用は、言語発達の基礎となる重要なものです。

2. 拡大・代替コミュニケーション

　話しことばによる、いわゆるバーバル・コミュニケーション以外のコミュニケーションは総称してノンバーバル・コミュニケーションと呼ばれ、言語障害児者のコミュニケーションを支える重要な役割を果たします。ノンバーバル・コミュニケーションという考え方をさらに拡大したものとして、拡大・代替コミュニケーション（Augmentative and Alternative Communication：AAC）アプローチという考え方があります。これは、口頭でのコミュニケーション機能に制限のある言語障害児者に対して、各個人の知的レベル・パーソナリティー・ニーズ・生活様式・コミュニケーションの相手・環境などを考慮し、コミュニケーションを促進するためのあらゆる手段と方略（ストラテジー）を提供する援助の仕方です。このアプローチのポイントは、障害や欠陥に焦点を合わせるのではなく、残存能力を活用する点にあります。
　ここでは、さまざまなAACを紹介します。
　AACの代表的なものは代行手段の使用です。代行手段の選択は、身体機能、特に、手指機能の状態によって左右されます。
　一番簡単なAACは、50音表、絵カード、字カードを指さして意思表示するタイプです。図2は50音表を指さしている様子です。50音表は手書きでも、印刷したものでもかまいませんし、大きさもこの図のように大きなサイズのものから、B5サイズくらいの小型のものが使えます。前に、ある施設で脳性麻痺の方が車椅子の前面にボードを乗せその上にラミネートした50音表を乗せて使っているのを見ました。その人が猛烈なスピードで指さしているのを見てびっくりしました。コミュニケーションの相手は、そのスピードについていかなければならないので大変ですが、介護している人との間でコミュニケーションが円滑に行われていました。ほとんどお金のかからない、しかも電気機器などのハイテクを使わない、文字通りローテクの50音表も使い方次第では凄いAACになることを実感しました。
　こうした方法の他に、市販されているコミュニケーション機器を活用することもできます（たとえば、〈株〉ナムコ社製）（図3）。50音表の電気機器版と言えます。キーボードを押すと音が出ると同時に、プリンターと接続する

第2章　コミュニケーション

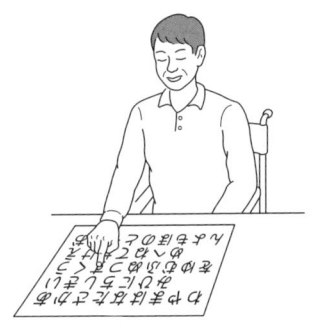

図2　AACの例
（50音表の指さし）

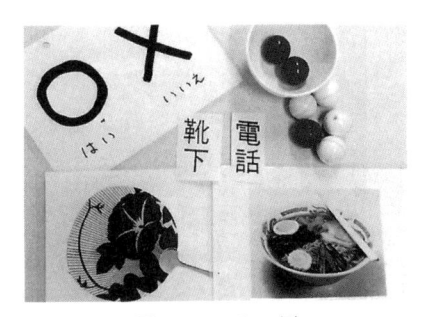

図4　AACの例
（重度のコミュニケーション障害の人用カード）

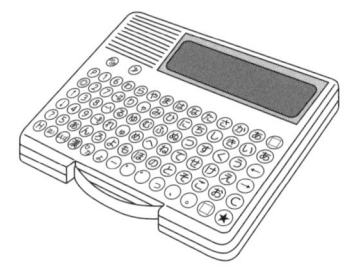

キーボード操作により、文字（ひらがな，かたかな）を1字ずつ入力して液晶画面に文章を合成し、その合成音声を出力することができる（トーキングエイドα：株式会社ナムコ製）

図3　AACの例
（コミュニケーション・エイド）

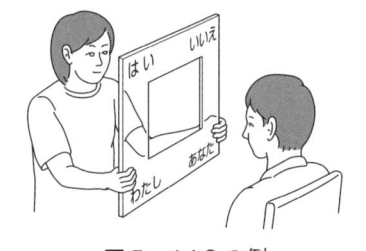

図5　AACの例
（アクリル板を用いたコミュニケーション）
（出典：畠山卓朗：神経筋疾患に対するコミュニケーション機器について．聴能言語学研究12：183-187，1995）

と印字可能です。この装置は持ち運びもできます。価格は10万円を超えますが、都道府県ないし市町村によっては、障害のある人が購入する場合は補助金が出ます。

　図4は字カードや絵カードの例です。重度のコミュニケーション障害の人に、「はい、いいえ」で答えられる質問をして「はい」の時は「○」を、「いいえ」の時は「×」を指さしてもらいます。これだけでかなりのコミュニケーションが可能です。また、日常生活でよく使う物や食べ物などの絵カードのセットを用意しておいて意思を確認し合うこともできます。

　手指の運動障害がある場合は、アクリル板を使用する方法があります（図

5)。透明なアクリル版に単語、句、短文、50音表などを書き、これをはさんで対話者が向き合って座り、患者さんが見ていると判断した文字や単語などを対話者が読み上げ、それが合っていれば患者さんがうなずき、間違っていれば首を横に振らせます。必要であれば、確認された文字を対話者が書き留め、患者さんに見えるように机の上に提示します。小川と保坂（1993）は、このような方法で高齢の言語障害者の生活の質（Quality of Life：QOL）が向上したと報告しています。

　補装具や補助具の使用も能力障害を補うために有効です。

　図6は道具を使うAACの例です。喉頭癌のために手術で声帯を切除すると声が出せなくなります。その場合にこの図の電気式の道具を使うと口頭での会話ができます。喉頭の代わりをするので、人工喉頭あるいは電気喉頭と呼ばれます。この装置は電池式の一種のバイブレーターで、「ブー」という音を出します。これを喉（のど）の辺りに当ててスイッチを入れ、音が出てきたらそれに同調させて、口を開けたり閉めたりして話をするとちゃんと相手に聞こえる意味のあることばになります。

　図7は軟口蓋挙上装置と言われるもので、喉（のど）の奥の軟口蓋が麻痺して動かなくなり、鼻声になってしまう場合に使います。この器具で軟口蓋を押し上げて、その位置に保持することによって、口からの空気が鼻に抜けることを阻止します。これを使うと鼻声が劇的に改善しますが、このような異物を口の中に入れると「げー」となりやすい人などには使うことが困難です。

　図8は小型の補聴器の例です。右側のは耳の穴に入れるタイプで超小型です。こうしたハイテク補聴器を使うこともAACと言えます。

　図9はさらに高度のテクノロジーを使ったAACとしての、人工内耳を示しています。人工内耳とは、手術により内耳の蝸牛に電極を埋め込み、障害のある有毛細胞の代わりに聴神経に直接電気刺激を与える装置です。人工内耳は、事故による外傷、髄膜炎、抗生物質などが原因で失聴し、一定の条件を満たす人に用いることができ、また、先天性の聾児でも条件が満たされれば用いることができます。

　なお、約3万個あると考えられている有毛細胞を、最大でも20数個の電極で代替させるため、伝達される情報量は著しく制約されます。人工内耳の埋

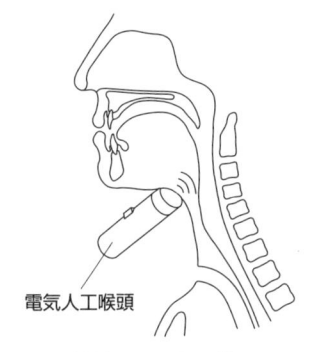

第2章 コミュニケーション

図6 AACの例
（電気人工喉頭による発声）

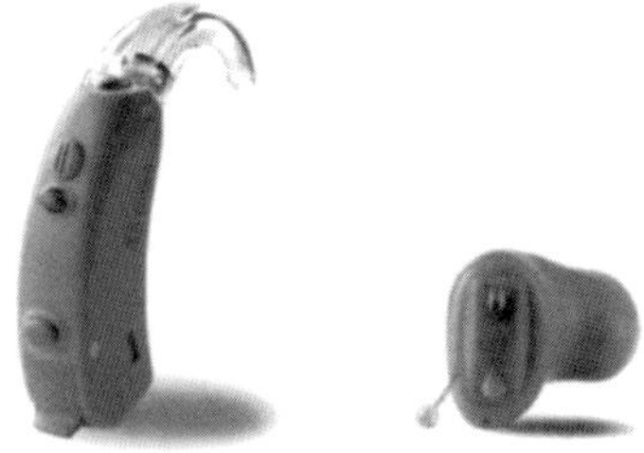

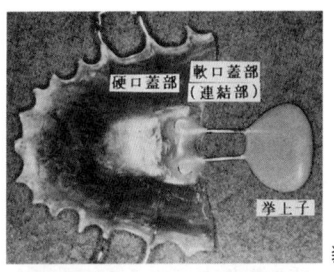

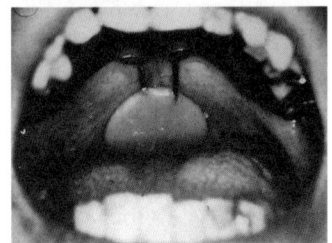

図7 AACの例
（軟口蓋挙上装置）
（資料提供：昭和大学歯学部第一口腔外科学教室）

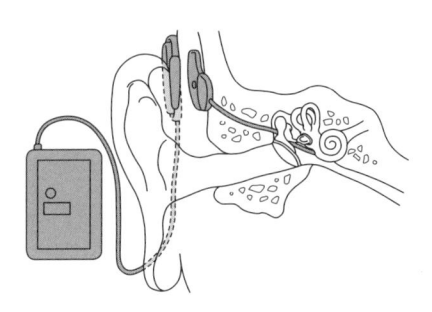

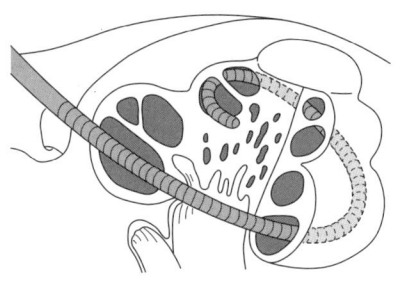

図8 AACの例
（ワイデックス社製補聴器）
（ワイデックス社パンフレットより）

図9 AACの例（人工内耳）
（出典：小出和生：第5章 聴覚障害〈笹沼澄子・監修，伊藤元信・編「成人のコミュニケーション障害，入門講座／コミュニケーションの障害とその回復 第2巻」〉．大修館書店，1999，pp127-155）

め込み手術後に初めて耳にする人の声は、非常に奇妙で、映画やテレビなどに出てくる宇宙人の声のように聴こえたりするそうです。そのため、手術後にSTの指導を受けて、ことばや音を聞き取る練習をすることが大切です。

　障害がより重度な人、あるいは障害の進行が進んだ人のために、種々のスイッチが開発されています。それらのスイッチを使って、据え置き型の走査方式と呼ばれるコミュニケーション機器に入力し、他者に意思伝達することも可能です。ディスプレイに表示された文字盤を見ながらスイッチ操作を行い、画面上のカーソルの縦と横の組み合わせによって目的の文字を選択します。また、パソコンで文章を作成することもできます。筋萎縮性側索硬化症（ALS）の患者さんの多くは、病気が進行してもこのような残存機能を利用して周囲の人とのコミュニケーションをとります。

　さらに、進行したALSや閉じ込め症候群（ロックト・イン・シンドローム）の人に対しては、環境制御装置（Environmental Control System：ECS）の導入が必要になります。この装置を用いると、手指のわずかな動き、呼気、まぶたの動き、眼球運動などによって操作可能なスイッチ類を用いて、テレビや電話などを操作することができます。

　図10は息を吐いたり吸ったりしてテレビや電話の操作ができる大がかりな装置の概要図です。この装置を導入するには100万円以上かかりますが、国、都道府県あるいは市町村から補助金が出て、障害のある人の負担が軽減される制度もあります。

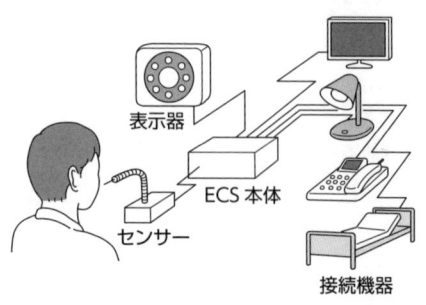

図10　AACの例（環境制御装置の概要図）
（出典：畠山卓朗：神経筋疾患に対するコミュニケーション機器について．聴能言語学研究 12：183-187, 1995)

第2章　コミュニケーション

コラム　潜水服は蝶の夢を見る

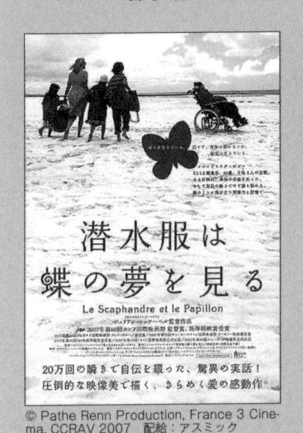

ジュリアン・シュナーベル監督の映画「潜水服は蝶の夢を見る」は、脳梗塞のために左目の瞳と瞼の筋肉しか動かなくなり閉じ込め症候群の状態になってしまったパリのファッション誌「ELLE」の編集長だったジャン・ドーの実話を映画化したものです。

ジャンは、潜水服を着た状態で水の中に沈んでいるような自分に絶望しますが、美しくてやさしいSTに少しずつ心を開いて行き、彼女が考案したAAC手段であるフランス語のアルファベット文字版を使って意志を伝え始めます。そして、蝶のように飛躍できるイマジネーションと記憶を頼りに、20万回のまばたきの末に、自伝「潜水服は蝶の夢を見る」を書き上げました。

この映画は、この自伝に基づいたもので、2007年のカンヌ国際映画祭や東京国際映画祭で上映され、第80回アカデミー賞の監督賞他にノミネートされました。

© Pathe Renn Production, France 3 Cinema, CCRAV 2007　配給：アスミック

3. 赤ちゃんのコミュニケーション

ここに赤ちゃんからお母さんへの呼びかけの発生を確認した面白い実験データがあります。正高（1997）は、生後2週時と8週時の赤ちゃんの行動を比較しました。その結果、8週時には2週時に見られなかった行動が現れてくることがわかりました。図11はその結果の一部です。赤ちゃんがおっぱいを飲んでいる時に揺さぶりを与えた場合と与えない場合の、赤ちゃんの発声量を比較したグラフです。このグラフからわかるように、2週時にはお母さんが赤ちゃんに揺さぶりを与えないようにしてミルクを与え続けていても、赤ちゃんはほとんど声を出しません。ところが8週時には、揺さぶりを与えないでミルクを飲ませ続けると、赤ちゃんは明らかにいらいらするようになり、体をもぞもぞと動かすだけでなく、「あー」とか「くー」という声を出すのだ

第2章　コミュニケーション

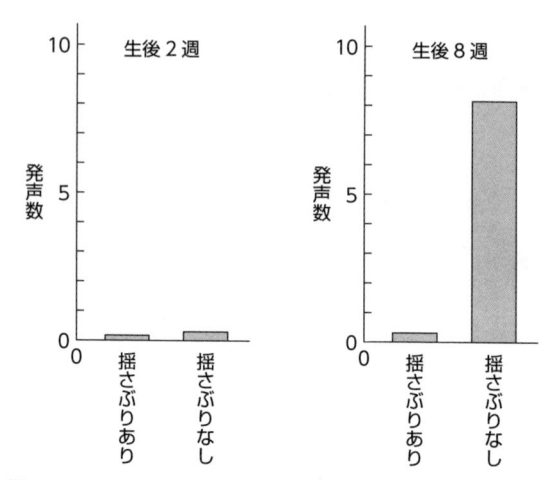

図11　生後2週時と8週時の赤ちゃんの発声量の比較
（出典：正高信男：0歳児がことばを獲得するとき　行動学からのアプローチ．中公新書，1997）

そうです。これらの声は、喉（のど）の奥にある声帯を意図的に使わなければ出ない声です。赤ちゃんはお母さんからの働きかけ（ゆさぶり）を快いものと感じていて、待っていても来るべきものが来ない時には声をあげて催促すると考えられると正高教授は述べています。つまり、声を使ってのコミュニケーションを図ろうとする意図が芽生えているのだと推測しています。

だいぶ前の話ですが、NHKの「クローズアップ現代」という番組で、「赤ちゃんからのメッセージ」というタイトルの短いけれど興味深い情報提供がありました。

ある赤ちゃんのお母さんが、生後丹念に育児日記をつけていて、その中に、生後2か月頃、「ケンちゃんがにこにこしておしゃべりしている」という記録がありました。

そのケンちゃんとお母さんの声の応対を、埼玉大学の志村洋子先生が、機械で音響分析してみるとたいへん興味深いことがわかりました。ケンちゃんが機嫌良くお母さんとおしゃべりしている時は、2人の声の高さが上下に大きく変化していて、ケンちゃんがお母さんの声に合わせて声の抑揚や音楽的要素を変えて、お母さんと「会話」をしていることがよくわかります。

志村先生は、抑揚のあるケンちゃんの声を、プレジャーサインと呼び、これは、ケンちゃんがお母さんとコミュニケーションを始めていることの証拠だとおっしゃっています。
　一方、泣き声の時には声の上下の変化が大きくないこと、お母さん以外の人、たとえば男のアナウンサー、がケンちゃんに話しかけても、ケンちゃんの声の高さはあまり変化しないことがわかりました。
　これら2つの例からだけでも、赤ちゃんが生後2か月（8週間）頃から、このような主体的なコミュニケーション行動を取り始めることがよくわかり、驚かされます。

4．手話によるコミュニケーション

　手話は聾（ろう）者のコミュニケーション手段です。広辞苑（第六版、2008）には、手話は「聾者によって用いられる、手の形・動き・位置などによって意味を伝える言語。非手指動作と呼ばれる顔の表情や顎（あご）の動きなどが文法的機能を持つ」と書かれています。図12は手話の例です。
　この定義の後半の文法的機能のところがわかりにくいと思います。亀井（2009）の解説がわかりやすいので、例を引用します。
　たとえば、「食べる」という手話表現に続けて、頭を軽く下げる「うなず

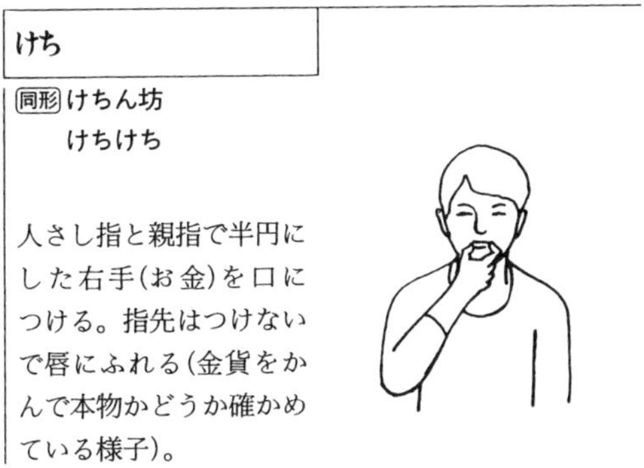

図12　手話の例

（出典：手話コミュニケーション研究会・編：新・手話辞典．中央法規出版，1993）

き」の動作を加えると「食べます」という肯定文になります。これに対して、「食べる」の後に顎を前方に軽く突き出して戻すと「食べなさい」という命令文になります。さらに、「食べる」の後にゆっくりした軽いうなずきを何度か繰り返すと「食べるだろう」という推量の文になります。同じようにして、「食べる」の後に顎、眉、首の動きを組み合わせることによって、疑問文、否定文、条件を含む文が表現できます。手話の文法表現は、このように日本語のそれとは異なります。

　聾者とは、同じく広辞苑（第六版、2008）によると「耳の聞こえない人。特に手話を日常言語として用いる人を言う」とあります。

　医学的基準では、両耳の聴力レベルが100デシベル*以上の人のことを指します。しかし、一般的には医学的基準ではなく聴力を失った時期や育った環境あるいは本人の考えといった文化的基準で、「聾者」かどうかが決められます。そのため、両耳の聴力レベルが100デシベル以上でも難聴者とか中途失聴者である場合があります。難聴者は文字通り「聴くことが難しい人」で、補聴器を使い、手話よりも音声言語に重きをおいたコミュニケーションをしています。中途失聴者は、人生の途中で何らかの理由で聞こえなくなった人です。音声言語をコミュニケーションの手段にすることが多いようです。しかし、難聴者や中途失聴者の中にも手話を学んで積極的にコミュニケーションする人も少なくありません。なお、「聴覚障害者」ということばは、上に述べた聾者、難聴者、中途失聴者を含む、耳が聞こえない人、聞こえにくい人を表します。

　ところで、前に述べた拡大・代替コミュニケーション（AAC）手段として手話は使えるでしょうか？

　答えは、ノーです。なぜなら、手話は単なるジェスチャーではないからです。手話が単なるジェスチャーなら、時間をかけてジェスチャーを一つ一つ覚えていけばコミュニケーションができるはずです。しかし、手話には、独特の構造、語彙、文法があり、それらをしっかりと学ばないとコミュニケー

---

*　デシベルは、耳の感度の低下の程度を表す単位で、0デシベルが低下なしのレベルです。聴力が30デシベルくらいに低下すると、ことばが聞きづらくなります。

ションの手段として使えるようにはなりません。新しく一つの言語を学ぶのと同じで、容易なことではありません。したがって、短期間で使い方を覚えて音声言語の代用手段として使おうとするのはとても難しいのです。

コラム　手話通訳士への道

　手話通訳士という資格があります。国家資格ではありませんが、厚生労働省が認定した公的資格です。

　手話通訳士は、話し言葉を聴覚障害者に理解しやすいように手話に置き換えて伝えたり逆に聴覚障害者の話す手話の意味を正しく読みとって話し言葉に置き換えて手話のわからない人に伝える専門家です。手話通訳士は、聴覚障害者の各種相談指導などの仲介、講演の際の通訳、病院や役所、学校などへ出かける際に付き添う形で手話通訳を行い、健聴者とのコミュニケーションの手助けをします（手話通訳士.com）。国レベルの公的資格としての「手話通訳士」は日本のどこに行っても通用する公的資格です。

　言語聴覚士の資格と併せて取得していると、言語治療の対象としての子どもの親が聴覚障害者の場合などに、通訳者を介さずに直接意志の疎通ができるので、的確な親指導ができます。また、聴覚障害児者の検査、指導、治療も円滑に行えるという利点があります。

　手話通訳士の試験は、財団法人社会福祉振興・試験センターの委託を受けて、社会福祉法人聴力障害者情報文化センターが毎年秋に東京、大阪、熊本の３会場で実施しています。

　学科試験と実技試験が二日に渡って行われ、学科試験は、障害者福祉の基礎知識と聴覚障害者に関する基礎知識に関する多肢選択問題、実技試験は、聞き取り通訳（音声による出題を手話で解答）と読みとり通訳（手話による出題を音声で解答）課題です。

　試験の難易度は高く、合格率は25～30％程度で、挑戦しがいのある公的資格です。

　手話通訳士を目指そうという人は、聴力障害者情報文化センターのホームページ（http://www.jyoubun-center.or.jp/）にアクセスしてみてください。

　他に、都道府県の「認定通訳者」や市町村の「登録通訳者」といった認定制度があります。

> また、特定非営利活動法人（NPO）手話技能検定協会が実施している手話技能検定試験があります。こちらは民間の試験で、手話技能のレベルを判定するための試験です。漢字能力試験と同じような性質の試験で、手話を学習してどのくらいの手話能力があるかを知るためには、この試験を受けて見るのも良いでしょう。手話技能検定協会のホームページのアドレスはhttp://www.shuwaken.org/ です。

　手話が言語であるということは、最近の脳科学が証明しているそうです。亀井（2009）によると、手話で話している時の聾者の脳を最新の医療検査機器であるfMRI（機能的磁気共鳴映像法）で調べてみると、音声言語を話している健聴者の左脳と同じように、左脳の「言語野」が盛んに活動していることが確かめられたそうです。手話が言語であるということは、別の研究でも確かめられています。これについては、第4章の「コラム　手話の失語症」をお読みください。

　なお、手話は、地域の聞こえない人たちの間で伝えられてきたので、音声言語と同じように方言があります。また、世界中でさまざまな手話が使われています。

　聾者が日本語の話しことばの語順に近づけた手話を話すことがあります。これは、聾者同士で使っている手話とは明らかに違います。両者を区別するために、これを「日本語対応手話」と呼び、聾者同士で使われている手話を「日本手話」と呼びます。しかし、両者はかなりオーバーラップする部分があり、完全に2つの異なる手話というわけではありません。

5. 類人猿のコミュニケーション

　1950年代の後半頃から1980年代のはじめにかけて、アメリカを中心に類人猿のコミュニケーション能力の研究が盛んに行われました。チンパンジーやゴリラに視覚図形や身振り動作に名前を付けて教えると、図形や身振りで要求を伝えることができるといった報告が次々と出されました。しかし、次第に、類人猿は単に訓練者の真似をしているだけ、あるいは条件づけられた

第2章　コミュニケーション

訓練により機械的に反応しているだけであり、言語能力を示しているのではなく、サイン使用がコミュニケーションの助けとはなっていないということが指摘されるようになりました。そして研究は次第に行き詰まり、ハーバート・テラスというアメリカのコロンビア大学の学者は、1979年に『Science』という科学誌上で類人猿言語という研究課題の「死刑宣告」を行ったほどです。

その後、類人猿言語研究の第一人者であるスー・サベージ・ランバウ博士（Sue Savage-Rumbauh）（当時、アメリカのジョージア州立大学言語研究所の教授）は、2頭の若いオスのチンパンジーを対象にして、2歳から9歳頃までの数年間、方法を工夫して実験・観察しました。その結果、90以上のシンボルを身につけ、それらを使って自分たち同士、そして訓練者との間でコミュニケーションができるようになったと、ランバウ博士は報告しています。

類人猿が人間とコミュニケーションできることは、我が国の研究者からも報告されるようになりました（久保田 1993）。久保田教授が所長をしておられた京都大学霊長類研究所のアイというチンパンジーは、2語文を作り、人称代名詞を使い分けることができ、数字は14まで数えられるようになったそうです。

その後ランバウ博士は、幸運なことに、人間に一番近い類人猿であるボノボの「カンジ」（スワヒリ語で「埋もれた宝」という意味）と出会います。カンジはオスで、飼育されていた母親から生まれたばかりでした。

ボノボは、東部ベルギー領コンゴ（現在のザイール）にあるコンゴ川（現在のザイール川）の南部に生息しており、その数は多くても一万頭と推定されています。ボノボとチンパンジーは、ごく近縁の関係にあり、約500万年前、進化の過程で今日では絶滅したある類人猿から2つの子孫が生まれました。一つは最終的にホモ・サピエンス（ヒト）となる種であり、もう一つは今日のチンパンジーとボノボへとつながる種だそうです。「ボノボ」ということばは、現地語で「チンパンジー」を表しているとも言われているようですが確かではありません。

多くの科学者たちは、ボノボをピグミーチンパンジーと呼ぶべきであると考えていますが、ボノボは、大きさからいっても、姿からいっても、チンパ

ンジーではなく、むしろ、小さな脳と格別に長い体毛をもった人間と言われるのがふさわしいとランバウ博士は述べています。野生のボノボでも、ふつうのチンパンジーよりも楽に二足歩行が可能であり、より多くの身振りや発声の利用をすることなどを含めて、ふつうのチンパンジーよりもずっと複雑な社会的コミュニケーションの方法を使っているようです。

　ランバウ博士たちは室内ではコンピュータやキーボードを使い、また戸外では写真や携帯用ボードを使って、カンジの発話を完全に記録しました。そして、その詳細な記録を1冊の本（ランバウとルーイン1997）にまとめました。

　なお、カンジについては、NHKスペシャルで1993年、1996年、2000年の3回にわたってくわしく紹介されました。1993年3月31日に放映されたNHKスペシャル「天才ザル・カンジくん　驚異・類人猿の知能」では13歳のカンジと研究者のランバウ博士の交流が生き生きと描かれていました。前述の本に書かれていることと、このテレビ映像から、カンジの驚くべき能力の一端を紹介します。

　母親（正確には育ての親）の訓練や実験を見て育ったカンジは、特別な訓練を行わなかったにもかかわらず、実験者のしゃべることばやキーボード上のかなりの絵符号を理解しているようだったので、どれくらいの単語を理解しているかをキーボードを使って確かめました（図13）。ランバウ博士が英語を話し、カンジが大きなキーボード上の該当する絵符号を叩いて答えさせるようにしました。絵符号は全部で256あり、それらがパネル上に縦横に並んでいます。それぞれの絵符号は1つの単語（名詞、形容詞、動詞）を表していますが、単語の意味とは無関係で日本語の漢字「昭」とか「全」あるいは、「輪」の裏返し、英語の「S」「N」「V」、幾何学模様などが描かれています。

　こうした方法で確認したところ、カンジは10歳頃には1,000語の英単語の意味を理解していることがわかりました。これは、人間で言えば3歳くらいの言語能力を持っていることになります。また、複数の単語を用いたカンジの発話（キーボードを叩いて示す）のほとんど（90％以上）は自発的に生まれたものであって、訓練者の要求への単なる反応や、訓練者の発話の模倣で

訓練により機械的に反応しているだけであり、言語能力を示しているのではなく、サイン使用がコミュニケーションの助けとはなっていないということが指摘されるようになりました。そして研究は次第に行き詰まり、ハーバート・テラスというアメリカのコロンビア大学の学者は、1979年に『Science』という科学誌上で類人猿言語という研究課題の「死刑宣告」を行ったほどです。

その後、類人猿言語研究の第一人者であるスー・サベージ・ランバウ博士（Sue Savage-Rumbauh）（当時、アメリカのジョージア州立大学言語研究所の教授）は、2頭の若いオスのチンパンジーを対象にして、2歳から9歳頃までの数年間、方法を工夫して実験・観察しました。その結果、90以上のシンボルを身につけ、それらを使って自分たち同士、そして訓練者との間でコミュニケーションができるようになったと、ランバウ博士は報告しています。

類人猿が人間とコミュニケーションできることは、我が国の研究者からも報告されるようになりました（久保田 1993）。久保田教授が所長をしておられた京都大学霊長類研究所のアイというチンパンジーは、2語文を作り、人称代名詞を使い分けることができ、数字は14まで数えられるようになったそうです。

その後ランバウ博士は、幸運なことに、人間に一番近い類人猿であるボノボの「カンジ」（スワヒリ語で「埋もれた宝」という意味）と出会います。カンジはオスで、飼育されていた母親から生まれたばかりでした。

ボノボは、東部ベルギー領コンゴ（現在のザイール）にあるコンゴ川（現在のザイール川）の南部に生息しており、その数は多くても一万頭と推定されています。ボノボとチンパンジーは、ごく近縁の関係にあり、約500万年前、進化の過程で今日では絶滅したある類人猿から2つの子孫が生まれました。一つは最終的にホモ・サピエンス（ヒト）となる種であり、もう一つは今日のチンパンジーとボノボへとつながる種だそうです。「ボノボ」ということばは、現地語で「チンパンジー」を表しているとも言われているようですが確かではありません。

多くの科学者たちは、ボノボをピグミーチンパンジーと呼ぶべきであると考えていますが、ボノボは、大きさからいっても、姿からいっても、チンパ

ンジーではなく、むしろ、小さな脳と格別に長い体毛をもった人間と言われるのがふさわしいとランバウ博士は述べています。野生のボノボでも、ふつうのチンパンジーよりも楽に二足歩行が可能であり、より多くの身振りや発声の利用をすることなどを含めて、ふつうのチンパンジーよりもずっと複雑な社会的コミュニケーションの方法を使っているようです。

　ランバウ博士たちは室内ではコンピュータやキーボードを使い、また戸外では写真や携帯用ボードを使って、カンジの発話を完全に記録しました。そして、その詳細な記録を1冊の本（ランバウとルーイン 1997）にまとめました。

　なお、カンジについては、NHKスペシャルで1993年、1996年、2000年の3回にわたってくわしく紹介されました。1993年3月31日に放映されたNHKスペシャル「天才ザル・カンジくん　驚異・類人猿の知能」では13歳のカンジと研究者のランバウ博士の交流が生き生きと描かれていました。前述の本に書かれていることと、このテレビ映像から、カンジの驚くべき能力の一端を紹介します。

　母親（正確には育ての親）の訓練や実験を見て育ったカンジは、特別な訓練を行わなかったにもかかわらず、実験者のしゃべることばやキーボード上のかなりの絵符号を理解しているようだったので、どれくらいの単語を理解しているかをキーボードを使って確かめました（図13）。ランバウ博士が英語を話し、カンジが大きなキーボード上の該当する絵符号を叩いて答えさせるようにしました。絵符号は全部で256あり、それらがパネル上に縦横に並んでいます。それぞれの絵符号は1つの単語（名詞、形容詞、動詞）を表していますが、単語の意味とは無関係で日本語の漢字「昭」とか「全」あるいは、「輪」の裏返し、英語の「S」「N」「V」、幾何学模様などが描かれています。

　こうした方法で確認したところ、カンジは10歳頃には1,000語の英単語の意味を理解していることがわかりました。これは、人間で言えば3歳くらいの言語能力を持っていることになります。また、複数の単語を用いたカンジの発話（キーボードを叩いて示す）のほとんど（90％以上）は自発的に生まれたものであって、訓練者の要求への単なる反応や、訓練者の発話の模倣で

第2章　コミュニケーション

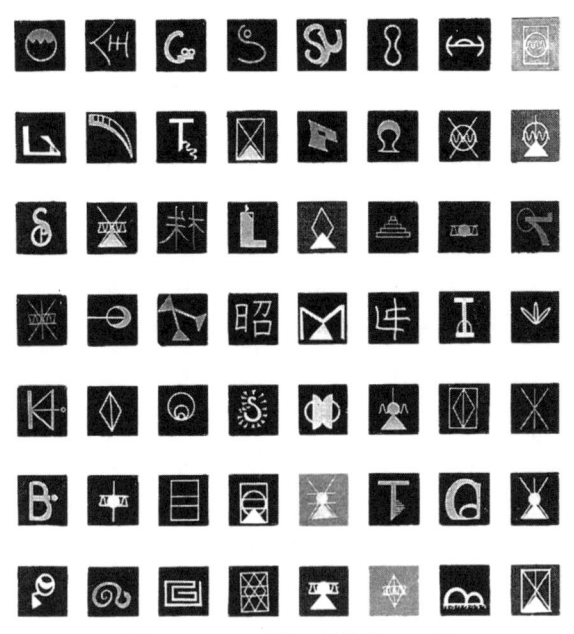

図13　カンジ用の絵符号の一部
（出典：スー・サベージ・ランバウ，ロジャー・ルーウィン〈石館康平・訳〉：人と話すサル「カンジ」．講談社，1997〈KANJI: The Ape at the Brink of the Human Mind by Sue Savage-Rumbaugh and Roger Lewin. ©ジョージア州立大学言語研究センター〉）

はなかったとのことです。

　カンジの5歳半の時から5か月の間の13,691の発話のうち10％強が、2語またはそれ以上の単語の組み合わせでした。そして、複数の単語を用いた発話の半分が、訓練者の模倣または訓練者への単なる応答ではないもので、全部で723の組み合わせが収集されました。

　カンジと彼の2頭の妹の研究から、ランバウ博士は次のように結論づけています：第1に、類人猿は、人間の子どもがそうであるように、言語にあふれた環境にさらされることによって自然に言語能力を獲得しうる。第2に、これもまた人間の子どもと同じように、幼い時の言語環境が決定的な意味を持っている。類人猿は、適当な養育の環境のもとに置かれれば、言語習得の道を歩むことができる。ただその歩みは、人間よりゆっくりしており、また

人間ほど遠くまでは進めない。

　カンジの能力は単語レベルの理解にとどまらず、複数の単語からなる文で構成されている会話を聞き取ることもできました。

　たとえば、「タマネギを鍋に入れて」「ジャガイモを洗わなきゃ」「麺をスプーンでかき混ぜて」「鍋にもっと水を入れて」「水をとめて」といったランバウ博士の命令・指示に直ちに従うことができました。また、森に行くと、ランバウ博士の指示に従って薪を集め、ライターで火をつけ、焚き火をし、その火でハンバーガーを焼いたりすることもできました。他の類人猿が恐れる火をカンジはまったく怖がらないのも驚異的です。

　このような驚くべき能力があるカンジがことばをしゃべれないのは不思議に思えるかもしれませんが、その理由ははっきりしています。

　声道の構造上の制約から、カンジは人間のことばをしゃべれないのです。

　カンジも含めて人間以外のすべての生物では、喉頭が首の高いところにあるため（図14、図15）、次のような発声上の制約が生まれます。

　まず第1に、喉頭は鼻腔の"裏口のドア"に近い空間である鼻咽腔にはまり込んでいるため、軟口蓋（なんこうがい）と喉頭蓋が重なり（図15の右参照）、口腔の後部が閉ざされ、呼吸はすべて鼻を通して行われます。

　第2に、チンパンジーをはじめ他の哺乳類の発声器官は、人間の発する母音のうちの一部しか発することができません。

　第3に、類人猿は、口の中に空気を通す時、鼻への空気の流通を短時間遮

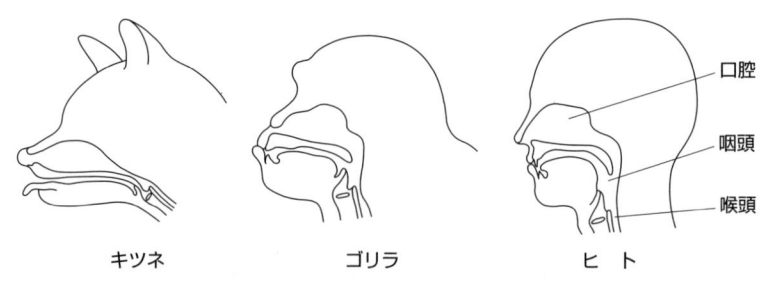

図14　キツネとゴリラと人間の口腔、咽頭、喉頭（Negus より改変）
（出典：切替一郎, 沢島政行：2　声の生理〈岩淵悦太郎, 他・編「ことばの誕生―うぶ声から五才まで」〉. 日本放送出版協会, 1968, p48）

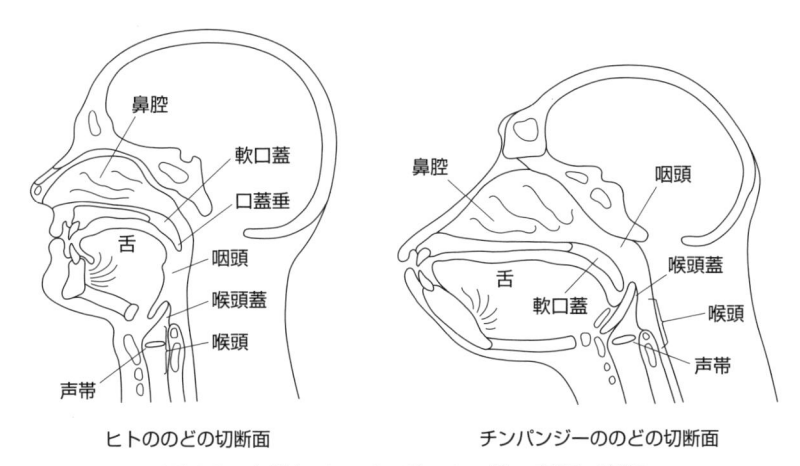

ヒトののどの切断面　　　**チンパンジーののどの切断面**

図15　人間とチンパンジーの口腔、咽頭、喉頭
（出典：正高信男：音声的言語の獲得〈小林晴美，佐々木正人・編「子どもたちの言語獲得」〉．大修館書店，1997，pp41-65）

断すること（軟口蓋－咽頭閉鎖）ができないため、子音を発することがまったくできません。

　人間が直立の姿勢をバランスよく保つには、顎の部分が引っ込まなければなりません。そうすると、類人猿の特徴であるなめらかに曲がった声道（喉頭→咽頭→鼻腔を通る空気の通り道）は、直角に屈曲したものへと変化します。顎の縮小とともに顔が平面化し、口の中に完全に収まっていた舌は一部が喉（のど）の方へ下がって口腔－咽頭の背部を形成します（図15の左参照）。舌が移動可能になったことにより、口腔－咽頭の空間の調節が可能となります。さらに、喉頭の上の気道の屈曲が鋭角的になることによって、軟口蓋と喉の後部との距離がきわめて短くなります。軟口蓋を持ち上げることによって、人間は鼻孔への通路をふさぎ、子音を作り出すのに必要な乱流を形成することができます。

　以上のランバウ博士の説明からわかるように、カンジの発音器官には制限があるため人間のようには話せないのですが、彼の言語能力から判断すれば、適切な発声発語器官さえ与えられれば、すぐにでもことばを話し始めるのは間違いなさそうです。

　ランバウ博士によれば、大脳の前頭葉にあるブローカ領野は類人猿でも見

つかっており、人間ではそれが単に大きくなっているだけで、特に人間固有のものではないそうです。同様に、側頭葉のウェルニッケ領野や、前頭葉に散在する1ダースほどの核を含め、言語の理解と産生に関係している脳の他の部分のいずれもが人間固有の構造ではなく、類人猿と人間の脳の違いは基本的に量的なものだけのようです。こう考えると、大きさが人間の脳の1/3しかなく、左半球が大きいという非対称性もないカンジの脳に言語機能が宿っていることも不思議ではないかもしれません。

　ところで、追加の情報ですが、ランバウ博士たちは、カンジについてのこうした研究結果を、発表の場として最もふさわしいと思われた『Science』誌に投稿しましたが、不採択になりました。不採択の理由は、「レキシグラム（絵符号）を用いたシステムが言語によるコミュニケーションにつながるという見通しはまったくない。したがって、著者らの発見は、提出されたデータがどんなものであれ、正当性を欠くものだ」というものでした。続いて投稿した『Journal of Comparative Psychology（比較心理学誌）』でも同様の扱いを受けました。3度目に、『Journal of Experimental Psychology（実験心理学誌）』の審査員は、扱われた現象と、それを支えるデータが妥当であることを認め、論文が採択されました。

〈質問〉
1) オウムはなぜ"ことば"をしゃべることができるのでしょうか？
2) 前言語的コミュニケーション段階は、子どものことばの発達上なぜ重要なのでしょうか？
3) 聾の人の中には、人工内耳の手術を受けたくない人がいます。それはなぜだと思いますか？
4) 脳と利き手とはどんな関係があると思いますか？

〈お勧めの本〉
ファース HG（染山教潤，氏家洋子・訳）：言語なき思考　聾の心理学的内含．誠信書房，1982．
八田武志：左対右　きき手大研究．化学同人，2008．
正高信男：0歳児がことばを獲得するとき　行動学からのアプローチ．中公新書，1993．
山鳥　重：ヒトはなぜことばを使えるか．講談社現代新書，1998．

第2章　コミュニケーション

ヨークストン KM・編（伊藤元信・監訳，富永優子・訳）：拡大・代替コミュニケーション入門　医療現場における活用．協同医書出版社，1996．

〈引用文献〉

デニシュ PB，ピンソン EN（切替一郎，藤村　靖・監修，神山五郎，戸塚元吉・共訳）：話しことばの科学　その物理学と生物学．東京大学出版会，1966．
畠山卓朗：神経筋疾患に対するコミュニケーション機器について．聴能言語学研究 12：183-187，1995．
亀井伸孝：手話の世界を訪ねよう．岩波ジュニア新書，2009．
久保田　競：連載9　人間と脳―脳から学ぶヒトの知能，チンプの知能，サルの知能．Clinician No.423：729-737，1993．
小出和生：第5章　聴覚障害（笹沼澄子・監修，伊藤元信・編：成人のコミュニケーション障害，入門講座／コミュニケーション障害とその回復　第2巻）．大修館書店，1999，p127-155．
広辞苑　第六版，岩波書店，2008．
正高信男：0歳児がことばを獲得するとき　行動学からのアプローチ．中公新書，1997．
小川節子，保坂敏男：アクリル五十音使用により QOL が向上した高齢麻痺性構音障害の1例．音声言語医学 Vol.34 No.4：387-393，1993．
手話コミュニケーション研究会・編：新・手話辞典．中央法規出版社，1993．
スー・サベージ・ランバウ，ロジャー・ルーウイン（石館康平・訳）：人と話すサル「カンジ」．講談社，1997．

第3章
言語の発達と老化

　未熟児で生まれた僕は、ことばの発達が少し遅れていたため、1年遅れで小学校に入学した。ことばの遅れ以上に、僕には他の子どもと違う点が多かった。
　僕は周りの人と視線を合わせることが苦手である。目を見つめられると、息が苦しくなる。誰かと仕方なく顔を合わせる時には、下を向くか30度くらい横を向くようにする。
　僕はまた、人の言うことが頭に入ってこないことが多い。大学病院の耳鼻科で、耳を覆う大きなヘッドホンを付けて、ブーとか、ピーという音が聞こえるかどうかを調べる検査や、耳の後ろの骨に直接音を響かせる骨導検査や、ベッドに寝かされて寝ている間に脳の聞く力を調べるといった特殊な検査を受けたが、結局、聴力は正常だった。しかし、僕は、何かに夢中になっていると、人の声も他の音もまったく聞こえなくなる。
　僕を夢中にさせることはたくさんある。ビール瓶の蓋を隙間なく並べること、ジグソーパズルをやること、「あ」という字を書き続けることなど、数え上げるときりがない。
　僕は物事にこだわる。たとえば、食べ物だと、「日清のチキンラーメン」と「生協のコーンフレーク」と「丸大のハム」しか食べない。
　それから、僕は、食べ物の臭いが気になる。だから、食べる前に必ず食べ物を鼻の所に持ってきて臭いを嗅ぐ。

第3章　言語の発達と老化

　僕は、夜になり、夕飯の食卓につくと、自分の皿の側にお気に入りの、ちびまる子ちゃんの絵の付いたガラスのコップを置く。それに僕は、オレンジ・ジュースをつぐ。つぐ量は、ちびまる子ちゃんの口の位置と決まっている。その高さから1ミリもずれないように正確につぐ。

　僕はまた、食事用のナイフを時計と反対方向にぐるぐる回すのが好きだ。回す回数は1,321回と決まっている。

　砂場で砂を手からさらさら落としたり、一摑みした手の中の砂の粒を全部数えたりして、何時間も過ごすのが好きだ。まるで自分が地質学者になって標本を調べているような気がする。そうしたことをしている時には僕には何も聞こえなくなる。

　僕を時々悩ませるのは、10時34分に前から見た金魚が、10時35分に尻尾の方から見たその金魚と同じ名前を持つ必要があるのかどうかという命題である。

　時々、僕の心中は、混沌と不安と驚愕とその他言うに言えない感情に支配される。物音のやかましさは耐え難く、臭気はむせかえり、光りと色が散乱する。安定して見えるものは何もなく、すべては予測がつかず、奇怪だ。特に、動くもの、中でも、ゴキブリ、ハエ、蜘蛛（クモ）、蝶、蟬、蚯蚓（ミミズ）、そして、蟻さえも、恐怖を引き起こす。より大きな生き物はさらに深刻な問題を提供する。ウサギは不気味で恐ろしい。ウサギの目の赤さがたまらない。人間の子どもたちも嫌だ。何か危害を加えられそうで恐い。実際にはひどいいじめの対象にはならず、逆に、僕の奇妙な振る舞いが彼らを僕から遠ざけた。しかし、僕にとっても、彼らの行動は、予測がつかなかった。小学校の記憶は、身の毛もよだつ恐ろしい経験だった。教室はいつも混乱のるつぼで、自分が"ばらばらに分解される"ように感じた。

　一方では、楽しい経験もあった。母と近くのスーパー「三河屋」に食料品を買いに行くのが好きだった。そのうち、その店のすべての品物の名前と値段を覚えてしまった。

第3章　言語の発達と老化

　僕は、ジグソーパズルの断片のへりの形を利用する。しかし、パズル全体の絵は無視する。言語聴覚士の先生が行ったテストで、僕は、長方形でへりが直線の断片でできた絵のあるパズルと、典型的な曲がりくねった形の断片だが絵のないパズルの両方をやらされたことがある。先生の話だと、僕は両方とも大変良い成績だったが、同じ年齢の病気や障害のない子どもと比べると、絵のないパズルの時、ずっと優秀な成績だったそうだ。途切れた隙間を埋めていくのはとても楽しい。しかし、できあがった全体の絵はありふれていてつまらない。

　僕のこだわりがいつ頃から始まったのか、はっきり覚えていないが、3グラムの石ころを1個ずつ近所の家の郵便受けに入れないと気がすまなくなった。最初は両隣りから始めて、だんだん遠くの家まで行くようになった。次には、呼び鈴鳴らしをするようになった。4歳から7歳頃までは、窓や光沢のある物の光りの反射に興味を持つようになって、割れたガラスの切片を砥石で削ってツルツルにしていつも持ち歩いた。それから、木の幹の穴を見つけては釘を差し込むことに夢中になった。6歳頃からは、車に熱中するようになった。道路脇に座って何時間も車を見ていても飽きない。僕は、目の前を通り過ぎて行くすべての車の種類、名前、メーカー名、年式が一瞬のうちにわかる。

　僕がある病院で検査を受けた時、看護師に「足を出しなさい。痛くないから」と言われて、自分の足を切って看護師にわたさなければいけないのかと思い急に不安になったことがあった。

　僕は、何がなんだかわからなくなると、頭の中が混乱する。そんな時には、物や人に当たりたくなるが、僕がすっきりするのは、醬油とか酒のビンの中身を流し台に全部勢いよく流してしまうことだ。

　僕の行動を見て、まるで檻の中の動物みたいだという人がいる。確かに、同じことをあきもせず繰り返し行っているのは、動物園の檻の中のライオンや虎みたいだろう。しかし、僕の場合は、取り去るべき見える檻はないのだ。あるのは、見えない檻なのだ。

第3章　言語の発達と老化

このお話は，下記の文献を参考にして，筆者が創作したものです：
　石井哲夫：自閉症児が増えている　その発見と治療教育．三一書房，1971．
　角張憲正・監修，自閉症教育研究会・編著：実践　自閉症児の言語開発　サバイバルスキルとしての言語指導．学習研究社，1985．
　ウタ・フリス（冨田真紀，清水康夫・訳）：自閉症の謎を解き明かす．東京書籍，1991．
　山中康裕・編集／解説：自閉症．現代のエスプリ No120, 1977．
　吉川正義，向谷　修：追跡ルポ　二十歳になった自閉児．創世記，1978．

　ことばは、子どもが生まれてから大人になるまでの間に発達します。ことばがどのように習得されるかについては、多くの研究者が関心を持ち、いろいろな研究が行われています。まだまだよくわからないことが多いのですが、多くの研究者は、ことばのかなりの部分は、人間に先天的に与えられた能力であるという考え方をしています。

　しかし、先天的に与えられた能力だけでは、ことばを使いこなすには至らないということも確かです。そういった例として有名な「オオカミに育てられた少女」の話がありますが、この話の信憑性については疑問が投げかけられています（これについてはコラムで説明してあります）。

　いずれにしても、先天的に与えられた能力の基盤の上に立って、ことばの各側面の能力が学習されていくのであるというふうに考えられています。

　ことばの発達はいろいろな側面によって異なりますが、青年期に達する頃には、各側面の発達は一応の完成を見、読み、書き、話し、聞くということがほぼ不自由なく行えるようになります。こうしていったん獲得されたことばは、通常良く保たれます。一方、老化に伴って言語能力のいろいろな側面に変化が生じます。

　この章では、脳やことばの発達と老化についてくわしく説明します。

コラム　オオカミ少女の話

　1920年にインドの奥地でアマラとカマラという二人の少女が見つかりました。救出したシング牧師によると、彼女たちはオオカミと暮らしていて、よつばいになって手と足で走り、肉を主食としていたということです。年齢は、

体格から、8歳と1歳半くらいと推定されました。二人とも人間には全く関心を占めさず、ことばもなかったそうです。しかし、次第に牧師夫人になつき始め、上の子は2年後に意味のあることばを言うようになり、理解することばの数も増えたそうです。

　この話は幼児期や児童期の環境や教育がいかに重要かを示す例として、よく知られています。特に、アメリカの有名な発達心理学者のエール大学のアーノルド・ゲゼル博士が、この話を広めるのに貢献しました。そして、この話は日本では小学校の道徳の教材として使われたり、高校の倫理の教科書にも載ったことがあるそうです。

　しかし、シング牧師の日記の記述と証拠写真を詳細に検討した心理学者の鈴木先生は、『オオカミ少女はいなかった　心理学の神話をめぐる冒険』[*]という本の中で、この話はシング牧師が捏造したものであると結論づけています。

　シング牧師の話がアメリカとイギリスの新聞に出て専門家の目に留まった結果、多くの問い合わせがきて、引っ込みがつかなくなってしまったのではないかと、著者は推測しています。なぜ捏造なのかについては、鈴木先生の本をお読みください。

---

[*] 鈴木光太郎：オオカミ少女はいなかった　心理学の神話をめぐる冒険．新曜社, 2008.

1．脳とことばの発達

1）脳の発達

　図1は、受精後人間の脳がどのように発達していくのかを表したものです。約3週頃には脳の基になるものができ始め、6週頃には脊髄と脳が形成されます。

　成人の脳は左右の大脳半球から構成されていますが、伸長が1センチに満たない妊娠2か月頃の胎児に大脳半球が現れてきます。

　人間の脳の神経細胞はニューロンと呼ばれ、細胞体、軸索、樹状突起から構成されています（図2）。ニューロンは情報処理と情報伝達という重要な機能を果たし、ニューロンが複雑になればなるほどそれらの機能が高まります。

第３章　言語の発達と老化

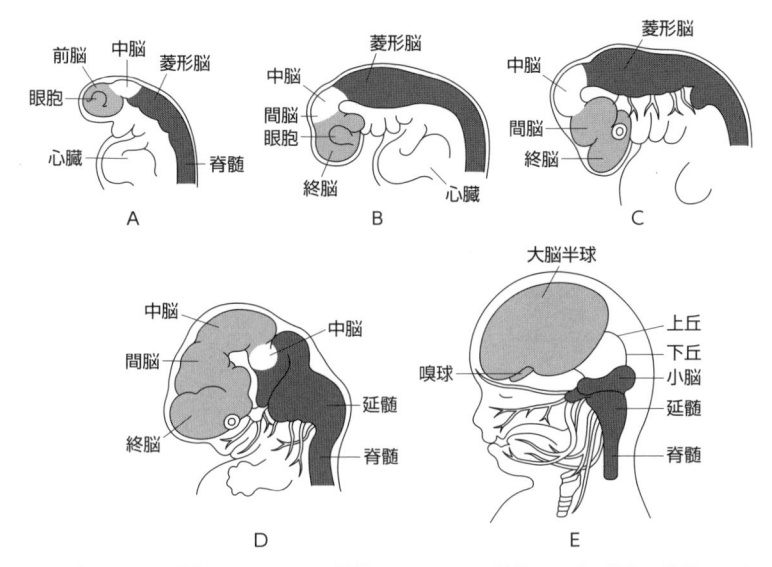

Aは長さ3mmの胎児、Bは4mmの胎児、Cは8mmの胎児、Dは7週目の胎児、Eは3か月目の胎児

図1　脳の発達

（出典：時実利彦：目でみる脳＝その構造と機能. 東京大学出版会, 1969, p10　ヒトの胎児の脳の発達）

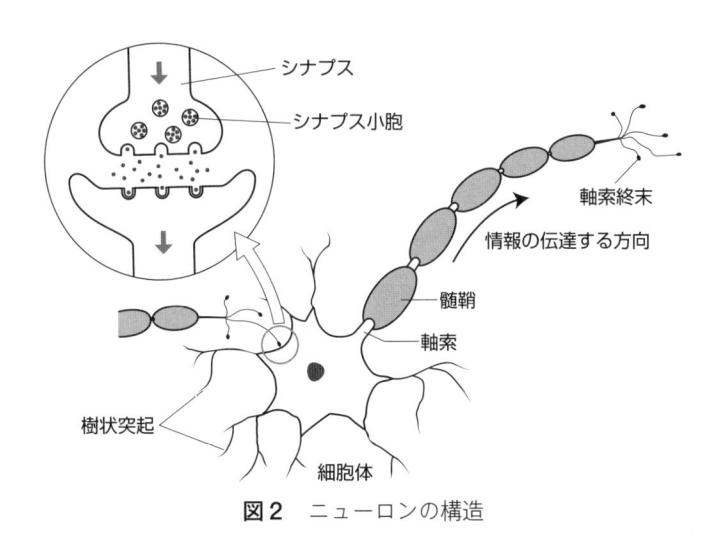

図2　ニューロンの構造

第3章　言語の発達と老化

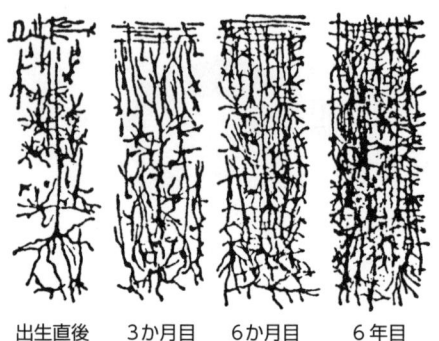

出生直後　3か月目　6か月目　6年目

図3　ニューロンの成長
（出典：河内十郎：大脳の発達とことばのしつけ．言語Vo.9 No.7：32-37, 1980）

　妊娠3か月に入るとニューロンが出現します。しかし、このニューロンは軸索と樹状突起を持つ形態をなしていないため、正確には、ニューロブラスト（神経芽細胞）と呼ばれます。その後徐々に樹状突起が伸び始め、軸索も伸長し、枝分かれを繰り返していき、図3に示すように、子どもが成長するに従って、次第に成人に見られるニューロンに近づいていき、ネットワークが複雑になっていきます（河内 1980）。
　脳の重さは、出生時は約400グラムですが、生後半年で出生時の約2倍になり、6歳頃には成人の脳の約95％になります。出生後の脳の重さの増加は、樹状突起や軸索の成長、神経細胞の隙間を埋めるグリア細胞や血管の増殖によるもので、神経細胞の数そのものは増えません（加我 2000）。

2）脳の発達と言語機能の発達の関係
　上で述べたような脳の発達に支えられて、ことばや聞こえの能力も発達していきます。
　図4は脳の発達と言語機能の発達がどのように関係しているかを表したものです（レネバーグ 1980）。脳の成熟の度合いが高まるにつれて言語機能が発達していくのがわかります。この傾向は正常児のみならずことばの発達の遅れを示す遅滞児でも同様に見られます。

第3章　言語の発達と老化

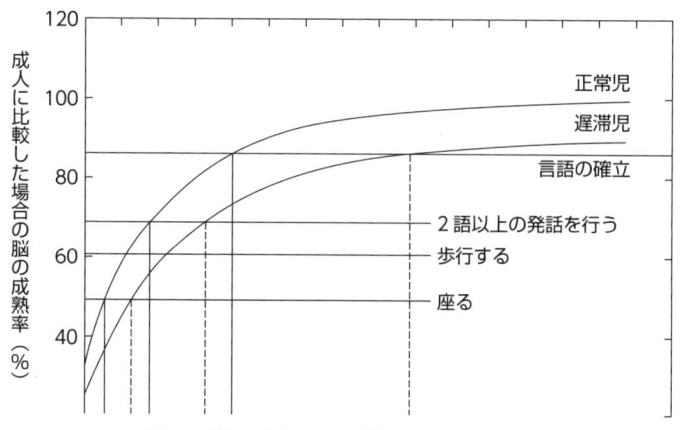

図4　脳の発達と言語機能の発達の関係

（出典：レネバーグ EH〈佐藤方哉，神尾昭雄・訳〉：言語の生物学的基礎．大修館書店，1980）

3）言語理解の発達

　ことばの理解と表出に関しては、理解面の発達が先行すると考えられています。このことを支持するデータの一つですが、生後間もない乳幼児を対象とした実験で音声言語の高い弁別・処理能力が確かめられています。たとえば、正高（1997）は、誕生まもない赤ちゃんに面白いテストをしています。赤ちゃんが起きている時に、ほ乳瓶についているようなゴムの乳首をくわえさせてみます。いくら吸っても何も出てこないのですが、乳首をくわえさせると、普通はかなりのスピードで吸い始めるそうです。この乳首の内側には特殊な仕掛けが施されていて、離れた場所に置いてある機械に電気的に信号が送られるようになっています。この装置で赤ちゃんの乳首を吸う頻度が記録できます。こういう準備をして、あらかじめ録音してある大人の声を赤ちゃんに聞かせながら、乳首を吸う頻度を観察します。声の主は、赤ちゃんが会ったことのない女性4人（A、B、C、D）と赤ちゃんのお母さんです。全員が童話を読んでいます。最初にAさんが童話を読んでいる声を聞かせ、お話がスムースに続いている途中でBさんの声に切り替えます。同じようにして、AさんからCさんとDさん、それと、赤ちゃんのお母さんへ切り替えて見た時の結果が図5に示してあります。この図から、Aさんの声を聞き始めた時

第3章　言語の発達と老化

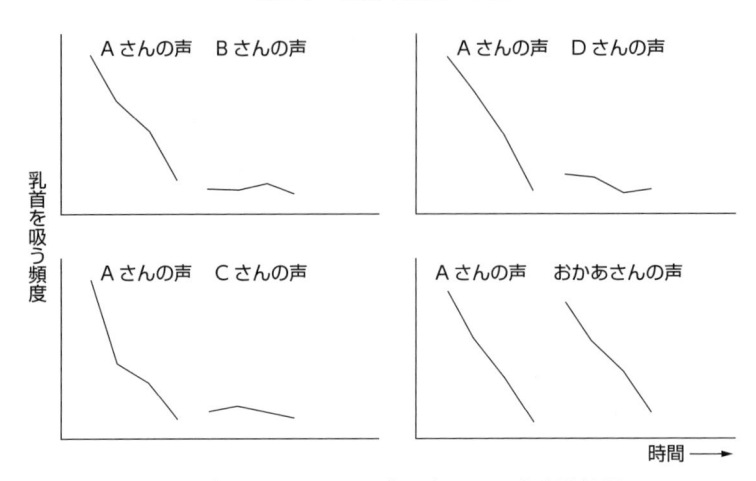

図5 赤ちゃんの周囲の人の声への反応実験結果
（出典：正高信男：０歳児がことばを獲得するとき　行動学からのアプローチ．中公新書，1993）

に吸う頻度が最も高くて、時間が経つにつれて吸う頻度が下がっていくのがわかります。そして、声の主が変わっても、吸う頻度は下がったままです。ところが、お母さんの声を聞かせた途端、吸う頻度が劇的に増加します。この結果から、正高先生は、赤ちゃんが母親の声と他の女性の声を聞き分けていると考えられると述べています。このように、生まれて間もない赤ちゃんが、お母さんの声を他の人の声と聞き分けることができる能力を備えているというのは、驚くべきことです。

　図6は、TrehubとRabinovitch（1972）が行った実験の、赤ちゃんに途中から違う音を聞かせた場合（実験群）と同じ音を聞かせた場合（統制群）の吸啜（きゅうてつ。お乳を吸う）反応を比較した結果です。

　一番上の図が示すように、実験群に最初 /d/ という音を聞かせて、途中から /t/ という音に切り替えると、吸啜反応がジャンプします。これに対して、同じ音 /d/ をずっと聞かされた統制群では吸啜反応が下がったままです。同じような結果が、真ん中の自然音声の /b//p/ の場合でも、コンピュータで合成した人工音声 /b//p/ の場合でも得られています。

　しかし、こうした赤ちゃんの理解能力の高さを示すと思われるデータの解

第3章 言語の発達と老化

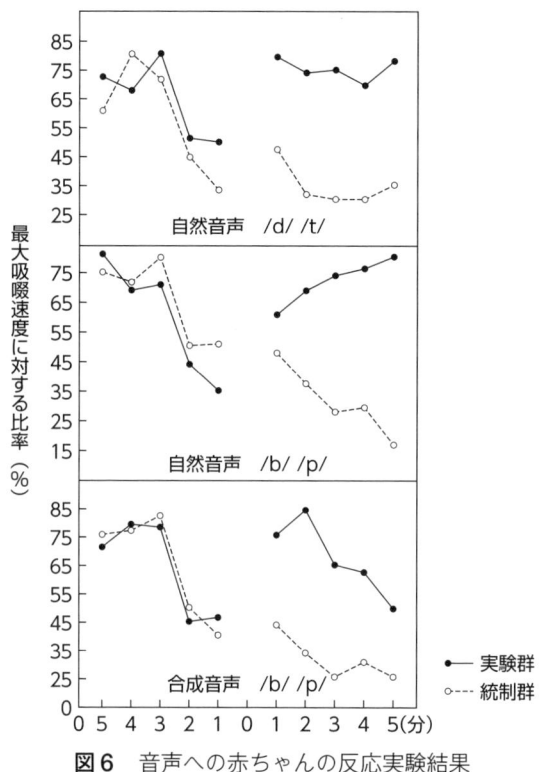

図6 音声への赤ちゃんの反応実験結果
(出典：正高信男：音声的言語の獲得〈小林晴美, 佐々木正人・編「子どもたちの言語獲得」原著：Trehub & Rabinovitch, 1972〉. 大修館書店, pp41-65, 1997)

釈はそう簡単ではありません。

　Whiteker（1976）は、乳幼児が示す音声言語の弁別・処理能力の高さは、聴覚系の下位中枢の働きによるものであり、十分な情報処理能力を表すものではないと述べています。また、河内（1980）は、そうした乳幼児の音声受容機構が、成長後の音声受容機構と同じものかどうかについては、未だ答えが出ていないと述べています。

　なお、理解語彙数については加我（2000）によれば、1歳で1～3語、2歳で200～300語、3歳で600～1,000語、4歳で1,100～1,600語、5歳で2,000語というように幾何級数的に増加するとのことです。

4) 発声発語器官の発達

　人間の胎児の身長がまだ1.2〜1.4cm程度である胎生期の5週の終わり頃に、口腔領域を構成する組織が形成されます。そして、胎生期の6〜7週にかけて、これらの組織が融合し、鼻、唇、口蓋、舌、顎の原組織が形成されます（図7）。

　喉頭の位置は、胎生期の5〜6週目ではほとんど頭蓋に接していますが、胎生期7か月くらいまでの間に下降して、新生児期を迎えます。

　しかし、新生児期では、口腔から咽頭までの前後の距離に比べて、咽頭から喉頭までの上下の距離が短いため、咽頭の空間が狭くなっています。また、口蓋の形も成人に比べて扁平で、特に軟口蓋の発育が十分ではありません。図8は生後2週目の新生児、5歳児、成人（すべて男性）の口腔領域のX線写真をトレースしたものです（切替、沢島 1968）。

　RobbinsとKlee（1987）は、2〜6歳までの健常児90名の発声発語器官の

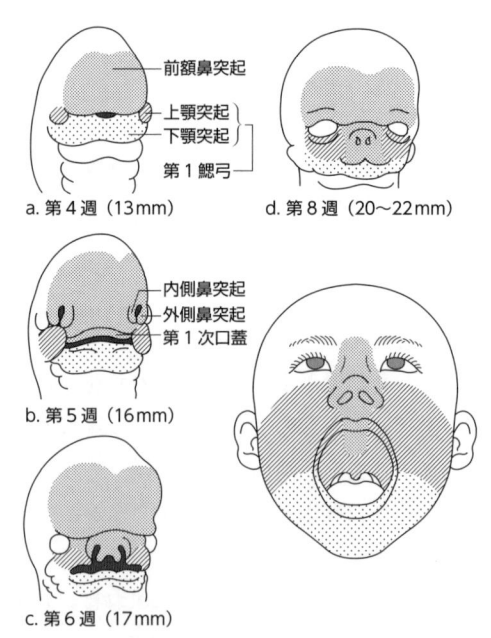

図7　顎と口蓋の形成
（出典：福迫陽子，相野田紀子，他：口蓋裂の言語治療．医学書院，1983）

A 新生児
B 5歳児
C 成人

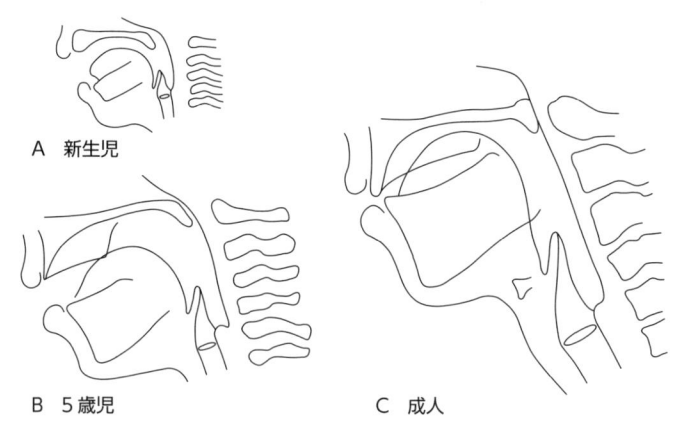

図8 新生児、5歳児、成人の口腔領域のX線写真トレース

(出典：切替一郎, 沢島政行：2 声の生理〈岩淵悦太郎, 他・編「ことばの誕生―うぶ声から五才まで」〉. 日本放送出版協会, 1968, p50)

表1 健常児の年齢別発声発語器官の形態得点（TSS）

(出典：Robbins J, Klee T: Clinical assessment of oropharyngeal motor development in young children. Journal of Speech and Hearing Disorders 52: 271-277, 1987)

年齢群	人数	平均	標準偏差	標準誤差	最小‐最大得点	範囲
2：6～2：11	10	22.5	0.8	0.3	22～24	2
3：0～3：5	10	23.5	0.8	0.3	22～24	2
3：6～3：11	10	23.0	1.2	0.4	20～24	4
4：0～4：5	10	23.4	0.8	0.3	22～24	2
4：6～4：11	10	22.4	1.7	0.5	20～24	4
5：0～5：5	10	23.3	0.7	0.2	22～24	2
5：6～5：11	10	23.0	1.2	0.4	21～24	3
6：0～6：5	10	22.0	2.0	0.6	18～24	6
6：6～6：11	10	22.4	1.1	0.3	20～24	4
合計	90	22.8	1.3	0.1	18～24	6

形態を細かく観察し比較しました。彼女らは唇、顎、歯、舌、軟口蓋、喉頭のサイズ、対称性などを目で見て比較し、24項目に関して正常なら1点、異常なら0点を配し、全被験児の合計得点（TSS）を計算しました。表1はそ

の結果です。検定の結果、TSS は各年齢群間、男女間で有意な差は認められませんでした。

この結果は、2〜6歳までの子どもでは、発声発語器官に関しては、成長に伴う歯の萌出と器官の拡大を除いては、形態上の大きな差は生じないことを示唆しています。

さらに Robbins と Klee は、同じ対象児に関して発声発語器官の機能面の観察も行っています。唇の突出・まるめ・閉鎖、舌の挙上など56項目について、成人と同じ程度の機能の場合は2点、正確さを欠くなど成人の機能の域には達していない場合は1点、機能が認められない場合は0点で評価し、合計点（TFS）を算定しました。表2はその結果です。検定の結果、平均値は年齢が上がるにつれて有意に高くなり、標準偏差（バラツキを表す値）は年齢が上がるにつれて有意に小さくなることが確認されました。さらに、年少の2群（2歳6か月から2歳11か月と、3歳から3歳5か月群）は、年長群に比べて平均値は小さく、標準偏差は有意に大きいことも確認されました。これらの結果は、発声発語機能は3歳半ばまでは未熟ですが、3歳後半から急激に成人の機能に近づくことを示しています。

表2 健常児の年齢別発声発語器官の機能得点（TFS）
(出典：Robbins J, Klee T: Clinical assessment of oropharyngeal motor development in young children. Journal of Speech and Hearing Disorders 52: 271-277, 1987)

年齢群	人数	平均	標準偏差	標準誤差	最小 - 最大得点	範囲
2:6〜2:11	8	97.0	9.2	3.3	78〜106	28
3:0〜3:5	10	99.3	8.5	2.7	86〜109	23
3:6〜3:11	8	107.1	3.8	1.3	99〜111	12
4:0〜4:5	9	108.1	2.1	0.7	104〜111	7
4:6〜4:11	9	109.3	2.1	0.7	106〜112	6
5:0〜5:5	8	109.8	2.6	0.9	106〜112	6
5:6〜5:11	10	109.8	2.6	0.8	103〜112	9
6:0〜6:5	9	110.6	1.3	0.4	108〜112	4
6:6〜6:11	10	111.1	1.2	0.4	108〜112	4
合計	81	107.0	6.5	0.7	78〜112	34

第3章　言語の発達と老化

　音節をすばやく繰り返して発音させる、いわゆるディアドコキネティック検査は、発声発語器官の筋活動のコントロール状況を観察する方法として用いられ、また、この運動は発音能力と密接な関係にあることが知られています。Fletcher（1972）は、6～13歳までの児童48人を対象に、パ、タ、カ、ファ、ラ、パタ、パカ、タカ、パタカ音節を用いて検査しました。そして、パやタのような単音節を20回、パタやタカといった2音節を15回、パタカを10回繰り返して言うのに要した時間を測定しました。図9は、これらすべての音節の結果をまとめたものです。なお、実線はオシログラフを用いて測定した場合、破線はストップウォッチを用いて測定した場合で、ほぼ同じ結果が出ています。このグラフから、音節を一定回数繰り返して言うのに要する時間は、6～7歳にかけて以外は、年齢が上がるにつれて急激に減少することが明らかです。この結果は、発音に密接な関係がある筋活動のコントロール機能が学童期に急速に発達することを示しています。

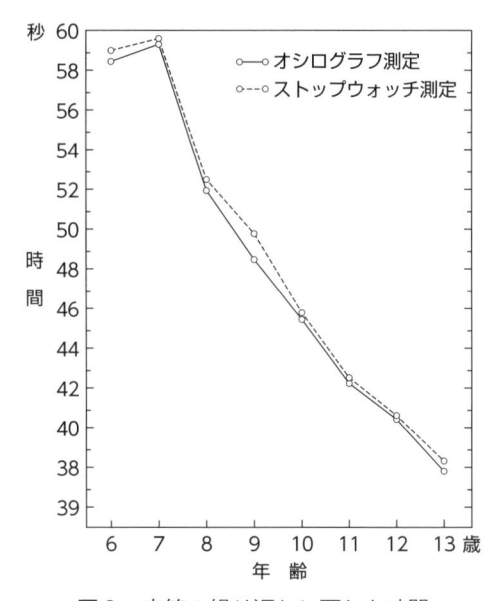

図9　音節の繰り返しに要した時間
（出典：Fletcher SG: Time-by-count measurement of diadokokinetic syllable rate. Journal of Speech and Hearing Research 15: 763-770, 1972）

5）発声機能の発達

　発声は産声から始まります。胎児が母親の胎内から出て初めて吸い込んだ空気を吐き出す時に出る音が産声です。1回目の呼吸に伴って出される反射的な叫び声で、すべての呼吸筋や喉頭筋が最大限に働いているために、強い絞り出すような叫び声となります。以下は、切替と沢島（1968）が4人の子どもたちを誕生から追った、発声機能の発達の記録です。

　産声に続いて泣き声を繰り返すに従って、澄んだ声でリズミカルに泣くようになります。泣き声の高さはだいたい一定しており、400～500ヘルツ*であり、リズムも規則的でだいたい1秒1回の周期を持ち、声の出ている時間と休止時間とが2対1の割合になっています。新生児の1分間の呼吸数は30～80なので、泣き声が自然な呼吸のリズムに従って出されていることがわかります。

　生後1、2か月経つと、この単調な泣き声に変化が現れます。すなわち、音の高さとリズムともに変化の幅をもつようになり、声も2、3秒続くようになります。声の高さは下は200ヘルツから上は400ヘルツにわたって変化します。全身で力いっぱい泣き叫ぶ以外に、普通の声に近いなめらかな柔らかい感じの声が出るようになります。これは、呼吸や喉頭の力が増すとともに、声を出すための呼吸筋や喉頭の筋肉の働かせ方がうまくいくようになり、発声機能が発達してきたことを意味しています。

　さらに2、3か月頃になると、泣き方にも変化が現れて、いろいろな場合（空腹、不快など）に、いろいろな泣き方をするようになります。低いいきみ声や、キーという笛のような声も時には出します。

　生後5、6か月頃になると、周囲に向かって反応しながら、感情や情緒の表現としての泣き声を出すようになります。これは、単に発声の機能が発達したというだけでなく、外に向かっての連絡の手段として声を使っていることを意味します。この頃になると、音域は低い方は200ヘルツから高い方は600

---

*　ヘルツ（herz, Hz）は、周波数・振動数の単位で、1ヘルツは1秒間に1回の周波数・振動数を表します。したがって、400ヘルツは1秒間で400回声帯が振動していることを表し、とても高い声です。

表3 新生児から成人までの声帯の長さ、呼吸数、1回呼吸量、肺活量、声の持続時間
（出典：切替一郎，沢島政行：2 声の生理〈岩淵悦太郎，他・編「ことばの誕生―うぶ声から五才まで」〉．日本放送出版協会，1968，p58）

		声帯の長さ（mm）	呼吸数（回／分）	1回呼吸量（ml）
新生児		3	30〜80	19
1歳		5.5	20〜40	48
5歳		7.5	20〜35	125〜200
成人	女	15	16	500
	男	20	16	500

		肺活量（ml）	声の持続（秒）
3歳		600	5
4歳		800	7
5歳		1000	7
成人	女	2500	20
	男	3500	30

ヘルツに及ぶようになります。このことは、生後6か月頃までに、声帯の緊張を変えて低い声や高い声を出す能力が備わってくることを示しています。しかし、意識的な調節のもとに高さを変えて一定のメロディを歌うという能力はまだ備わっていません。子どもが歌らしいメロディを表現することができるようになるのは、2歳前後から3歳頃の間と言われています。

　表3は新生児から成人までの声帯の長さ、呼吸数、1回呼吸量、肺活量、声の持続（いっぱい息を吸って、できるだけ長く声を出した時の、一息で声の続く時間）を切替と沢島がまとめたものです。この表から、新生児から5歳までの間に、発声に関する道具だては着々と発達している一方、機能面は成人と比べるとまだかなり隔たりがあることがわかります。

6）発音機能の発達

　生後1か月以内の新生児は、ただ口を開いて声を出すだけで、舌もほとん

第3章　言語の発達と老化

ど動かさず、口蓋も短くて動きが悪いため、オともアともつかない鼻にかかった音になります。力いっぱい泣き叫ぶと、オギャーと聞こえます。これらは、叫喚音（きょうかんおん）と呼ばれます。

　1、2か月を過ぎると、口を開けたり閉じたり、舌を出したり引っ込めたり、いろいろに動かしながら声を出すようになり、泣くこと以外にアーとかクーという音を出すようになります。これは非叫喚音ないしクーイングと呼ばれ、発音器官の運動の準備状態を表すものとみなされます。この発音器官の運動は、乳首に吸い付いたり、物をなめたり、呑み込んだりする運動の延長で、摂食・嚥下機能の発達に伴って発達します。

　4～5か月頃には、母音のアイウエオに近い音や、どの母音とも判断できないあいまい母音や、舌の奥と口蓋の間でングー、ググーという音を出したり、唇を動かして、ブブー、ババ、アブャーといった音を出したり、舌打ちをするようなチュツ、アジャ、タタといった音を出すようになります。しかし、これらの音は世界のどの言語の発音に属するものでもなく、いわば母音的、子音的な音です。それらの音の現れ方は偶発的で不規則のようですが、複数の乳幼児を観察した切替と沢島の記録によれば、初期には母音的なものが多く、それにブーア、ググーといった柔らかい有声音が混じっており、4か月頃からはブブーアブブ、ウーンブー、アンマンムーなどの唇を使った破裂音や鼻音が盛んに出てくるようになり、6～7か月になると舌の先を使った音や、ツやチュといった破擦音に近い音が目立つようになります。

　6～7か月頃からの発話は、喃語（なんご。バブリング、babling。意味は持たないが、真の意味での音声言語の前駆的形式を備えた発話）と呼ばれます。喃語については古くから多くの研究報告があり、最近でも新しい視点からの研究が行われています。初期の研究者は、喃語とその後の発話形態とはまったく関係がないと主張していましたが、最近では喃語のパターンは始語のパターンとよく対応しているという考え方が有力になってきています。

　正高（1997）によれば、喃語は子音プラス母音の構造を持つものと、母音のみのものとの2種類に区別されるということです。発達的には2種類のタイプが同時に出現することは少なく、初期には子音プラス母音の構造を持たないアー・アー・アーのような発声が聞かれます。これは、過渡的な喃語と

呼ばれます。この時期の後に出現するのは、ダ・ダ・ダ、やパ・パパといった子音プラス母音の構造からなる規準喃語です。DavisとMacNeilage（1995）は、6人の幼児の規準喃語を詳細に分析した結果、規準喃語は主としてリズミカルな顎の開閉運動のみによって産生されるものであり、舌、唇、顎などの複数の器官相互の協調運動は見られないと報告しています。

Nittrouer（1995）は、3歳、5歳、7歳の子どもの発話の音響分析を行い、発話時の声道の開閉が成人のパターンに近づくのは3歳頃であるが、舌の運動パターンが成人のそれに近づくには7歳頃までかかると述べています。

表4は日本人の子どもの構音（発音）の発達についての複数の研究者の研究データを、中西ら（1972）がまとめたものです。この表からわかるように、研究者によってデータに差がありますが、これは、対象者数、調査時期などの違いを反映しているものと思われます。しかし、いずれの研究でも、唇を

表4　構音の完成時期

（出典：中西靖子，他：構音検査とその結果に関する報告．東京学芸大学特殊教育研究施設報告1，1972）

研究者 年齢	高木ら		野田ら		中西ら	
3：0〜3：5	10名	w, j, m, p, t, d, g, tʃ, dʒ	50名	j, b, m, t, tʃ		
3：6〜3：11	16	ɸ, n	50	p, k g, ʒ		
4：0〜4：5	22	ç, h, k	50	h, ç, n, r	230名	w, j, h, ç, p, b, m, t, d, n, k, g, tʃ, dʒ
4：6〜4：11	28		50	w, d	303	ʃ
5：0〜5：5	21	b	48	s	281	s, ts
5：6〜5：11	16	dz	50	ʃ, ts, z	270	dz, r
6：0〜6：5	20		50		380	
6：6〜6：11			30		225	
備　考	s, ʃ, ts, rは6歳半までには90％以上正とならない		ʒとdʒ, zはdzは区別せずʒ, zとしている		単語で、検査を目的とした音は初発反応による	

表の年齢は90％以上正しく構音される時期を示す。なお、拗音については除外した

第3章　言語の発達と老化

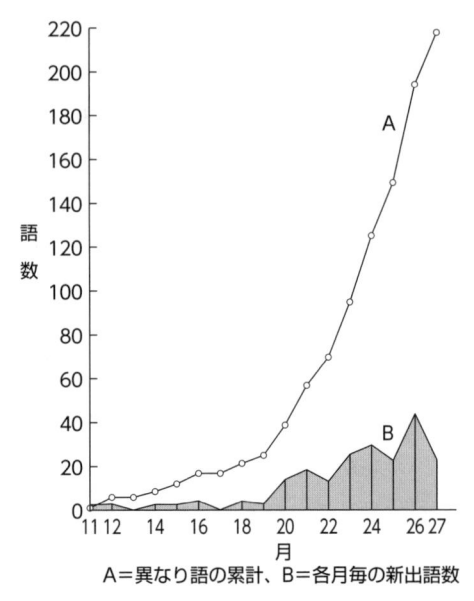

図10　健常児の表出語彙の発達
A＝異なり語の累計、B＝各月毎の新出語数

（出典：岩淵悦太郎，村石昭三：4　ことばの習得〈岩淵悦太郎，他・編「ことばの誕生－うぶ声から五才まで」〉．日本放送出版協会，1968, p135）

使って出す音は早期に獲得され、スやシュといった摩擦音やツやチュといった破擦音は獲得時期が遅いという結果を示しています。

7）言語表出機能の発達

　言語表出については、個人差はありますが、1歳で1語文、2歳で2語文、3歳で3語文、4歳で4語文というように、年齢と文の長さが相関しています。
　また、図10が示すように、最初のことばである始語からしばらくの間は発達は緩やかですが、50語あたりから急速に語彙は増加します（岩淵、村石1968）。

8）聴覚の発達

　加我（2000）によれば、聴覚に関係する神経構造・組織はほぼ2歳頃に完成しますが、その後もニューロンの軸索や樹状突起の成長は生後5～6歳まで

続くそうです。このような発達に伴って、音の方向感覚も5〜6歳の時期に急速に発達し、成人のレベルに達するそうです。

別な言い方をすると、「ヒトの聴覚系が十分な情報処理能力を持つまでには、生後数年を要する」(河内 1980) ようです。

2. 言語能力の老化

1) 聴力の変化

老化に伴って言語能力のいろいろな側面に変化が生じます。最も顕著なものは、聴力、すなわち、音に対する感度の低下です。

図11は10歳代から90歳代までの健康な日本人を対象として耳の感度を調べた結果を表したものです(横内 1964)。この図の横軸は、検査した音の周波数、すなわち、音の高さを示しています。単位はヘルツ(この章の赤ちゃ

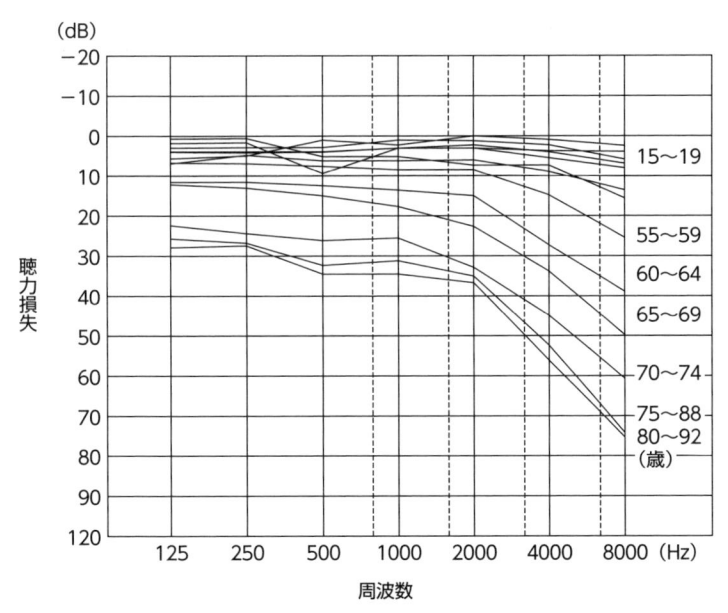

図11 年齢と聴力の関係

(出典：横内幸子：聴力の生理的年齢変化について．日本耳鼻咽喉科学会会報．67：1307, 1964)

んの泣き声の説明のところで出てきました）です。右にいくほど高い音になります。それから縦線は、聴力損失、すなわち耳の感度の低下の程度をデシベルで表しています。下にいくほど耳の感度が悪くなることを示しています。

　この図から明らかなように、一番上の10歳代では、耳の感度は、どの高さの音についても非常に良好です。

　一方、50歳代後半では、4,000ヘルツ以上の高い音についての感度が、明らかに低下し始めています。しかしこの程度の聴力低下では、日常生活にはほとんど支障はありません。

　ところが、60歳代では、特に高い周波数域での聴力低下が顕著になり始め（個人差はありますが）、70歳代、80歳代となると、さらに耳の感度が低下していきます。

　第2章の聾者の説明のところで触れたように、一般に、聴力が30デシベルくらい低下すると、ことばが良く聞き取れなかったり、聞き違いをしたりすることが多くなります。

　なお、感度が悪くなる音の高さの違いによって、あることばは聞こえるが、他のことばは聞こえないといった現象も生じます。

　このように、歳をとるにつれて耳の聞こえが悪くなることを老人性難聴と言います。老人性難聴では、特に高い音の聞こえが悪くなることが特徴です。

　図12は、耳の構造の図です。音や話し声は、音波、すなわち、音の波として空気の中を伝わっていきます。音波は、外耳道を通って鼓膜に達し、鼓膜を振動させます。鼓膜の振動は、3つの小さな骨－耳小骨－を介して内耳というところにある、カタツムリの形をした蝸牛という器官に伝わります。この蝸牛の中で、鼓膜から伝わってきた信号が、電気的信号に変えられます。この電気的信号が内耳神経を経由して大脳の聴覚中枢に伝わります。

　老人性難聴は、このうち、内耳から大脳にいたる聴覚経路に生理的な変化、たとえば神経繊維や神経細胞が萎縮したり消失したりすること、が起こることによって生じます。

　なお、老化による聴力の低下には個人差がきわめて大きいこと、また男女差があり、男性の聴力低下が女性のそれに比べて大きいことが報告されています。このことは、聴力低下をもたらす生理的老化現象の進行には、個体差

第3章　言語の発達と老化

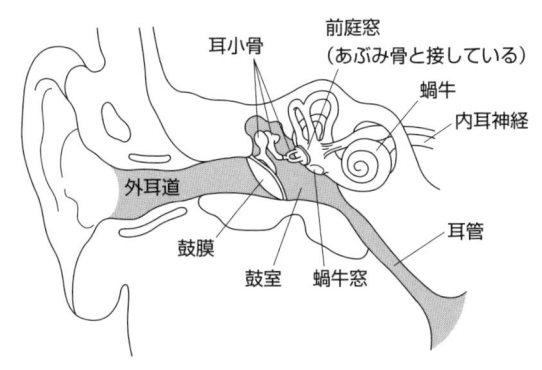

図12　耳の構造
(出典：ピーター B デニシュ，エリオット N ピンソン〈切替一郎，藤村　靖・監修，神山五郎，戸塚元吉・共訳〉：話しことばの科学　その物理学と生物学〈Denes PB, Pinson EN: The speech chain. Bell Telephone Lab, 1963〉．東京大学出版会，1966，p73　図5・1　耳の解剖図)

および性差があることを意味しています。

2) 話す機能の変化

人間が何かを考えてそれを口に出して相手に伝えるまでには、図13に示したようなさまざまな過程を踏みます。この過程の一番最後の段階を発声発語

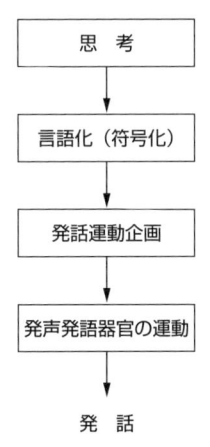

図13　発話過程の模式図

第3章　言語の発達と老化

器官が担います。

　図14は発声発語器官を示したものです。老化に伴って発声発語器官の形態や機能が多かれ少なかれ変化します。その結果、話す能力にもさまざまな影響が出てきます。

　肺の重量は80歳になると20歳の時の40％くらい軽くなります。また、肺活量は45％くらい低下します。

　このような肺の状態や機能の変化が、声帯の形態や機能の変化と相まって、ことばを話すことに影響します。すなわち、声の質が変わって、弱々しい、息漏れのするような声になったり、逆にしわがれた、絞り出すような声になったりすることがあります。また、声が長く続かず、途中でとぎれたり、一息で言えることばの数が少なくなるというようなこともあります。その結果、ことばのなめらかさが低下します。また、全体として、抑揚の乏しい、単調な話し方になったりします。

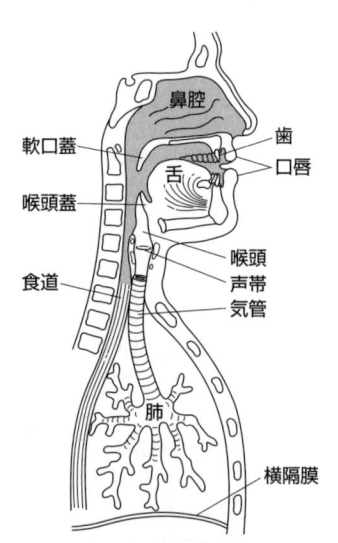

図14　発声発語器官

（出典：ピーター B デニシュ，エリオット N ピンソン〈切替一郎，藤村　靖・監修，神山五郎，戸塚元吉・共訳〉：話しことばの科学　その物理学と生物学〈Denes PB, Pinson EN: The speech chain. Bell Telephone Lab, 1963.〉．東京大学出版会，1966，p42　図4・1　人体の音声器官）

第3章　言語の発達と老化

ところで私たちは、声を聞けば、子どもであるか、大人であるか、高齢者であるか、あるいは男性か女性かをかなり正確に当てることができますが、これは主として声の高さが異なるからです。人間の声の高さは男女でかなり差があり、しかも子どもから大人、そして高齢になるに従って変化します。

子どもは大人に比べると高い声を出します。ところが変声期、すなわち、声変わりの時期ですが、この時期に低くなります。特に男の子の場合は、この時期に喉頭や声帯が急激な発育を遂げるために声の高さが著しく低くなります。女の子の場合も発育に伴って声が幾分低くなりますが、男の子ほどではありません。

したがって、変声期を境に男と女の声の間で、声の高さに大きな違いが出てきます。この違いは、そのまま大人に引き継がれますが、歳をとるに従って、再び声の高さに変化が起こります。

図15は、筆者らが若い人と高齢者の声の高さを調べた結果です（Sasanuma 他 1978）。21歳から25歳までの男性と女性それぞれ15名ずつと、64歳から

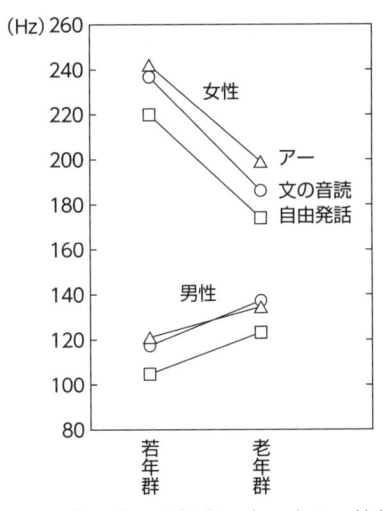

図15　若い人と高齢者の声の高さの比較

（出典：Sasanuma S, Itoh M, Kobayashi Y and Horii Y: Effects of aging on voice fundamental frequencies, A paper presented at the 11th International Congress of Gerontology, Tokyo, August 20-25, 1978, Trehub & Rabinovitch, 1972）

78歳までの男女15名ずつを調査の対象としました。

　そして、「アー」というようにできるだけ長く声を出したり、文章を音読したり、また、自分が生まれてからこれまでどんな生活をしてきたかということを自由に話してもらったりして、それぞれの声の高さを測ってみました。

　この図の左側に数字が書いてありますが、これは声の高さを示すヘルツです。

　ここでは、図の上にいくほど声が高いことを表しています。話す内容によって多少声の高さが変わりますが、図の左上の若い女性の場合は、220ヘルツから240ヘルツくらいの高さです。これに対して、左下の若い男性の場合はずっと低くて、100ヘルツから120ヘルツくらいです。

　ここで興味深いのは、図の右側の高齢者から得られた結果です。女性の場合は170ヘルツから200ヘルツの間で、これは若い女性の声の高さと比べると、かなり低くなっています。一方、男性の場合は120ヘルツから140ヘルツくらいで、若い男性の声と比べると幾分高くなっています。つまり、女性と男性では、歳をとるに従って、声の高さの変化が逆の傾向を示しています。その結果、男女の声の高さの差が縮まっています。このことから、歳をとると、声に関しては男性も女性も中性化すると言えるかもしれません。

　いずれにしても、このような変化は声帯が老化に伴って生理的変化を遂げることによって生じます。すなわち、男性では声帯が萎縮するために声は若干高くなり、女性では主として更年期後の性ホルモンの変調の結果、声帯の浮腫、すなわち、声帯がはれぼったくなる状態、などによって声が低くなるようです。

　次に、図16は18歳から39歳までの若い人のグループと、68歳から89歳までの高齢者の発音器官の運動速度を調べたアメリカ人の研究結果です（Ptacek他1966）。

　「パ」の繰り返しでは、唇の運動速度をみています。「タ」の場合は、舌先の運動速度、「カ」の場合は、主として舌の根っこの方の部分の運動速度、そして、「パタカ」の場合には、唇、舌先、舌根の運動速度を同時に見ています。

　左側の実線が若い人の成績で、右側の点線が高齢者の成績です。バツ印と

第3章　言語の発達と老化

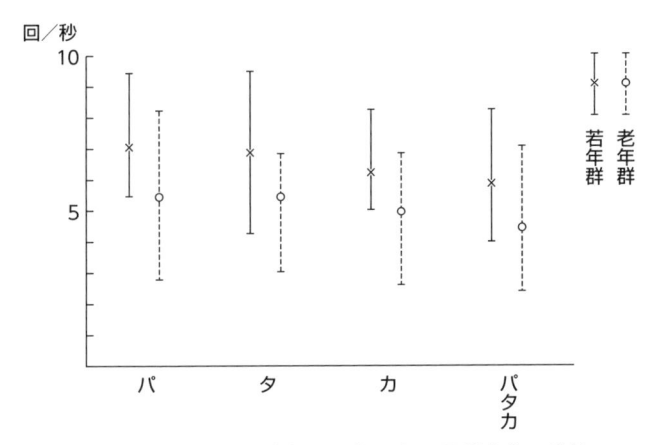

図16　若い人と高齢者の発声器官の運動速度の比較
（出典：Ptacek PH, Sander EK, Maloney S and Jackson CCR: Phonatory and related changes with advanced age. Journal of Speech and Hearing Research 9: 353, 1966）

　マル印は、それぞれの群の平均を表しています。この図からわかるように、ここで調べた3種類の発音器官についての高齢者の運動速度は、若い人のそれより劣っています。
　しかし、ここで興味深いのは、個人差がとても大きいことです。たとえば、一番左側の「パ」の繰り返しでの若い人の平均は1秒間に7回くらいで、高齢者の平均は5.5回くらいですが、若い人でも1秒間に5.5回くらいしか繰り返せない人がいる一方で、高齢者でも1秒間に8回以上も繰り返すことができる人がいます。
　図17は文章を音読した時の早さを調べた結果です（MysakとHanley 1958）。1分間あたりどれくらいの単語が読めるかを調べています。1分間あたりの単語を音読する数が多くなればなるほど、読む速度が速いと言えます。
　この図からわかるように、歳をとるに従って、1分間あたりの読める単語の数が急激に減っています。すなわち、読む速度が低下しています。
　これはアメリカ人を対象とした結果ですが、日本人を対象とした調査でも、高齢者の話す速度が低下していることが報告されています。
　ところで、高齢者では、ことばの想起に時間がかかることはよく知られて

第3章　言語の発達と老化

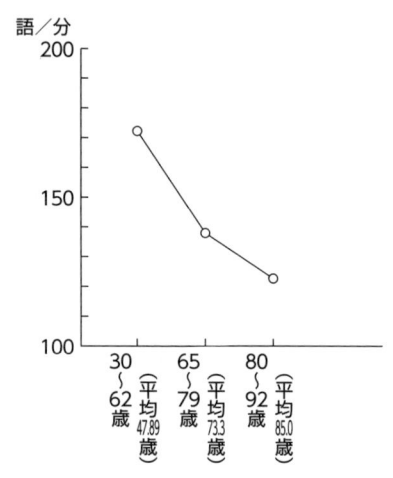

図17　年齢による音読速度の違い
(出典：Mysak ED, Hanley TD: Aging process in speech: pitch and duration characteristics. Journal of Gerontology 13: 309, 1958)

いますが、それについての実験結果を見てみましょう。

　図18は、若い人とお年寄りのことばを想起する能力を比較した実験結果の一部です（佐久間、他 2003）。上の図は、ある音、たとえば、「か」、で始まることばや「動物」の名前を30秒間にできるだけたくさん言ってもらった結果を示してあります。図の左端の「音韻」と書いてあるのが、「か」「ほ」「た」「き」という音で始まることばについての成績の平均値です。意味からことばを思い出すほうは、「動物」のほか、「植物」「食べ物」など11のカテゴリーで調べた結果です。この図から、高齢群の再生語数は、音韻と意味のすべてのカテゴリーで若年群のそれを下回っていることがわかります。下の図は、若年者の成績を1とした時の高齢者の成績を示したものです。このような比較をしてみると、高齢者の成績は若年者の成績の約75％くらいであることがわかります。加えて、人の名前を思い出すことが高齢者では苦手であることが明らかです。

　このような検査結果から、高齢者の話す速度が遅いのは、前に述べた発音器官の運動速度が低下しているだけでなく、適切なことばを頭の中から取り出す作業自体も、若い人に比べると遅くなるためでもあると考えられます。

第3章　言語の発達と老化

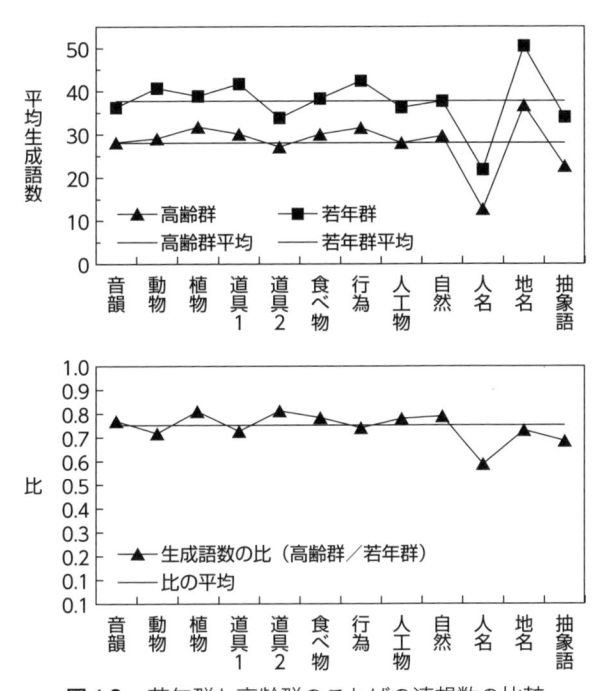

図18　若年群と高齢群のことばの連想数の比較
(出典：佐久間尚子，他：48カテゴリーによる健常高齢者の語想起能力の検討．信学技報，TL2003-13，pp73-78，2003)

　以上、言語能力のいろいろな側面が、年をとることによって低下するということがわかりました。
　ところで、このような言語能力の諸側面の低下というものは、日常の情報交換、すなわち、コミュニケーション活動にどのような影響を及ぼすでしょうか。このような観点から、筆者たちは高齢者の日常コミュニケーション能力を調べてみました。
　この調査では、60歳代から80歳代までの、老人ホームの入所希望者100名を対象に、いろいろな言語能力検査を実施しました。そして、それらの検査結果と面接結果に基づいて、STが日常コミュニケーション能力を総合的に判定しました。

その結果、対象とした高齢者の約9割が日常生活でのコミュニケーション能力は正常と判断されました。すなわち、言語能力の細かい側面は、若い人に比べて低下しているにもかかわらず、個々の能力の低下は、日常コミュニケーション行動に支障をきたすほどのものではないことが明らかになりました。

　一方、対象とした高齢者の約4割に老人性難聴が認められました。老人性難聴は、病気によるものと違って、医学的に治すことはできません。しかし、補聴器（音を電気的に大きく増幅して聞かせるAAC機器）を使うことによって、かなりの程度、聴力低下を補うことができます。

　ただし、補聴器ならどんなものでも良いのではありません。その人に合った性能のものをSTに相談して選ぶことです。そしてさらに、補聴器を通してことばを聞き取る練習をすることが大切です。

　ところで、9割の方は日常生活でのコミュニケーションに支障をきたすほどの言語能力の低下を示していないと言いましたが、逆に言えば、約1割の高齢者は、日常生活のコミュニケーションに何らかの支障をきたすほどの言語能力の低下があるということです。このような高齢者に対しては、STによる専門的ケアが必要とされます。

〈質問〉
1) 子どもの年齢が上がるにつれて、発声発語器官の機能のバラツキが小さくなるのはなぜでしょうか？
2) 言語機能の老化と障害をどのように区別しますか？
3) 男性の声帯の萎縮はなぜ起こるのでしょうか？
4) 老人性難聴ではなぜ高い音の聞こえが悪くなるのでしょうか？

〈お勧めの本〉
正高信男：老いはこうしてつくられる　こころとからだの加齢変化．中公新書，2000．
入来正躬，朝長正徳：脳の老化．共立出版，1981．

〈引用文献〉
Davis BL, MacNeilage PF: The articulatory basis of babling. Journal of Speech, Language, and Hearing Research Vol.38 No.6: 1199-1211, 1995.

Fletcher SG: Time-by-count measurement of diadokokinetic syllable rate. Journal of Speech and Hearing Research 15: 763-770, 1972.

江藤文夫, 飯島　節：神経内科学テキスト. 南江堂, 2000.

福迫陽子, 相野田紀子, 他：口蓋裂の言語治療. 医学書院, 1983.

岩淵悦太郎, 村石昭三：4　ことばの習得（岩淵悦太郎, 他・編：ことばの誕生　うぶ声から五才まで）. 日本放送出版協会, 1968, p135.

加我牧子・編著：〈新版〉小児の言葉の障害. 医歯薬出版, 2000.

カーティス JF・編（笹沼澄子, 伊藤元信・監訳）：入門コミュニケーション機能障害. 医歯薬出版, 2001.

河内十郎：大脳の発達とことばのしつけ. 言語 Vol.9 No.7：32-37, 1980.

切替一郎, 沢島政行：2　声の生理（岩淵悦太郎, 他・編：ことばの誕生　うぶ声から五才まで）. 日本放送出版協会, 1968, pp45-76.

佐久間尚子, 他：48カテゴリーによる健常高齢者の語想起能力の検討. 信学技報, TL2003-13, pp73-78, 2003.

デニシュ PB, ピンソン EN（切替一郎, 藤村　靖・監修, 神山五郎, 戸塚元吉・共訳）：話しことばの科学　その物理学と生物学. 東京大学出版会, 1966.

レネバーグ EH（佐藤方哉, 神尾昭雄・訳）：言語の生物学的基礎. 大修館書店, 1980.

正高信男：0歳児がことばを獲得するとき　行動学からのアプローチ. 中公新書, 1993

正高信男：言語的音声の獲得（小林晴美, 佐々木正人・編：子どもたちの言語獲得）. 大修館書店, 1997, pp41-65.

Mysak ED, Hanley TD: Aging process in speech: pitch and duration characteristics. Journal of Gerontology 13: 309, 1958.

中西靖í, 他：構音検査とその結果に関する報告. 東京学芸大学特殊教育研究施設報告1, 1972.

Nittouer S: Children learn separate aspects of speech production at different rates; Evidence from spectral movements. Manusucript submitted for publication, 1997.

Ptacek PH, Sander EK, Maloney S and Jackson CCR: Phonatory and related changes with advanced age. Journal of Speech and Hearing Research 9: 353, 1966.

Robbins J, Klee T: Clinical assessment of oropharyngeal motor development in young children. Journal of Speech and Hearing Disorders 52: 271-277, 1987.

Sasanuma S, Itoh M, Kobayashi Y and Horii Y: Effects of aging on voice fundamental frequencies. A paper presented at the 11th International Congress of Gerontology, Tokyo, August 20-25, 1978.

時実利彦：目で見る脳＝その構造と機能. 東京大学出版会, 10, 1992.

Trehub SE, Rabinovitch MS: Auditory-linguistic sensitivity in early infancy. Developmental Psychology Vol.6 No.1: 74-77, 1972.

Whitaker HA: Neurology of language (in Carterette EC, Friedman MP (Eds): Handbook of perception, Vol. VII, Language & Speech, Academic Press, 1976), pp121-144.

横内幸子：聴力の生理的年齢変化について．日本耳鼻咽喉科学会会報67：1307, 1964.

第4章
言語の障害

　ここは、東京の渋谷と神奈川県大和市の中央林間を結ぶ田園都市線の「たまプラーザ駅」から徒歩5分の所にある「すばる脳神経外科病院」の言語治療室である。
　南に面した日の良く当たる、やや縦に細長い部屋で、中年の男性が神妙な顔をして椅子に座っている。
　「私の妻が、ここに来るように言ったんです」と橋本三郎さんは、STの「どうしてここに来られたんですか」という質問に迷惑そうに答えた。
　「私はちょっとした問題を抱えているようです。正確にいうと、大した問題ではないんです。誰にも迷惑をかけていないし、困らせたりしてないんです。先生、わかりますか」
　「そうですね、私もそう思います。でも、もう少し、そのことについて話してください。お仕事は、何でしたっけ」
　「文化会館です」
　「文化会館で働いてらっしゃるんですか」
　「そう、文化会館です。火を燃やすんです」
　「えっ、文化会館で火を燃やすんですか。文化会館って、市の施設ですよね。そこでは、いろいろな催し物なんかをやるんですよね」
　「そうです」
　「文化会館で火を燃やすというと、なんかの行事ですか」

第4章　言語の障害

「そうです、休みの日以外は、毎日、火を燃やします」
　こうした会話をしばらく続けて、橋本さんが、ある市のスポーツ文化施設で、ボイラーマンの仕事をしていること、半年前に脳出血の発作が起こったこと、手足には何も不自由はないし、ことばについても困ることはないと思っていることがわかった。
　確かに字を書いてもらっても、手には麻痺はないし、すたすたと部屋に入って来た様子から歩行にもまったく問題がなさそうだった。
　ことばも流暢で、発音、抑揚、リズムなどの問題もない。
　「ことばにもご不自由はなさそうですが、簡単なことばの検査をさせてください。それでは、最初に、私のまねをして言ってください。子どもが遊んでいます」
　以下、（橋）が橋本さんの反応。
（橋）「どうもりが遊んでいます」
　「カラスが木の枝に留まっています」
（橋）「こうもりが遊んでいます」
　「たばこを吸うことは許されていません」
（橋）「こうもりが遊んでいることを、遊んではいる、きがありません」
　「もし、この雨が降り続くと洪水になるかもしれません」
（橋）「こうもりが、雨が続いていると、こうもりが…あわいと…」
　「それでは、今度は、この絵を説明してください」
（橋）「12月のはじめの頃、たくさん市場に出る。これは、青森地方で原産されるものである」（リンゴ）
（橋）「これは、ご飯の時、利用される。ちょうどこれは、ご飯を右手に持って食べるものである」（箸）
（橋）「僕のうちは、1から12の間のものを見ることが出来る」（カレンダー）
（橋）「お母さんの呼吸で出来るもので、口ではありません」（鼻）
（橋）「僕は犬より小さくて、または狐より小さくて、いろいろ人にとりつく」（猫）
　「今、ことばの検査を少しさせていただきましたが、どうですか。

うまくできましたか」

「なんか変ですね。でも、特に問題と言えるほどではないですね」

「奥さんは、橋本さんのことばについて何とおっしゃってるんですか」

「ことばがおかしいと言ってます。先生、おかしいですか」

「奥さんと会話される時、困りませんか」

「困るような困らないようなです」

「お仕事をしていて、何か困ることはありませんか。職場の人との間で」

「ありません」

このような調子で、奥さんからも指摘されているだけでなく、本人も自分のことばが少し変な気がするが、本当に変なのかどうかが、よくわからないようだ。

この患者さんは、大脳の右半球に脳出血が起こったために、このような"奇妙な"言語症状を示しているのである。

大多数の右利きの人は、左の大脳半球に言語を司る機能があることは、多くの研究データが示している。また、左大脳半球の言語野に損傷を受けると失語症状が出現することからも、左の大脳半球が言語脳であることがわかる。

それでは大脳の右半球は言語機能とはまったく無縁なのだろうか？ 何の働きもしていないのだろうか？ この疑問を解くために多くの研究が行われている。それらの研究結果からは、いまだ決定的なことは言えないが、右大脳半球は言語に関して決して無関係ではないということを示すデータが出てきている。橋本さんの例からも、そのことがわかる。

これまで、STの関心は左大脳半球損傷の結果生じる言語障害である失語症に集中していたが、最近は、右大脳半球損傷の結果生じる、橋本さんが示すような言語症状にも注目が集まり始めている。

第4章　言語の障害

1. 言語障害の特徴、出現率、種類

　図1は、言語障害が問題として成立するために必要な3つの要素をJohnsonら（1967）がモデル化したものです。xは言語症状であり、言語障害のタイプ・重症度を規定します。yはxに対する周囲の人の反応です。zはxとyに対する本人の反応を表します。x、y、zという3つの要素の積、つまり立方体の体積は、言語障害の深刻さを意味します。したがって、言語障害のタイプと重症度がほぼ同じでも、その人に対する周囲の反応の仕方と、自分の障害と周囲の反応に対する本人の反応が小さければ、障害の深刻さは少なく、大きければ障害は深刻なものとなります。このように、言語症状だけでなく、yとzという要素がからんで問題が複雑化するのが言語障害の基本的特徴です。また、図に示したように、時間（t）の経過とともに、立方体の体積が変化します。こうした言語障害が生じることで人としての存在自体が危うくなり、生活が脅かされ、深刻な問題がもたらされる場合が少なくありません。

　言語障害の一般的特徴としては、xの値が0になる可能性が少ないことです。また、言語障害は手足の障害や視覚障害などと比べて外見からは見えにくいため、周囲の人から理解されにくく、誤解されやすいことも特徴の一つです。そのため、周囲の人々とのコミュニケーションの手段をほとんど完全に失った失語症者が認知症と間違われる例も決して珍しくありません。さらに、自分の障害をことばに出して人に伝えにくい点も、ほとんどすべての言語障害に共通の特徴です。

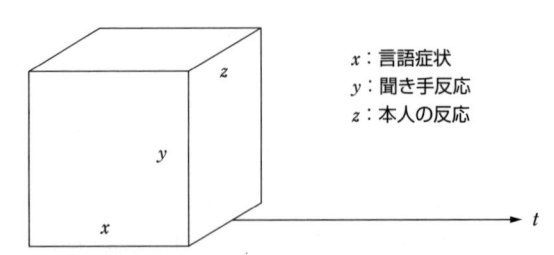

図1　言語障害が問題として成立するために必要な3つの要素
（出典：Johnson W, et al.: Speech handicapped school children. Third edition, Harper & Row, 1967 を一部改変）

第4章 言語の障害

　図2はアメリカの口蓋裂の子どもが描いた自画像です。障害のない子どもの自画像と明らかに違い、自分の障害へのこだわりや悲しみ、敵意といったものがこの絵からうかがえます。

　図3はリハビリテーションセンターで筆者が担当していた50歳代の男性の失語症の方が描いた絵です。「この病気について現在、どんなお気持ちですか」という問いかけに対して、ことばに重度の制限があったこの患者さんが描いた自画像です。涙がすべてを物語っています。

　図4は、第2章のコミュニケーションについての説明のところでも出てきましたが、話しことばによるコミュニケーションの模式図です。

　前にも説明しましたが、この図は話し手から聞き手へとメッセージが伝達（発信→受信）されるために必要なさまざまな活動のレベルを描いたもので

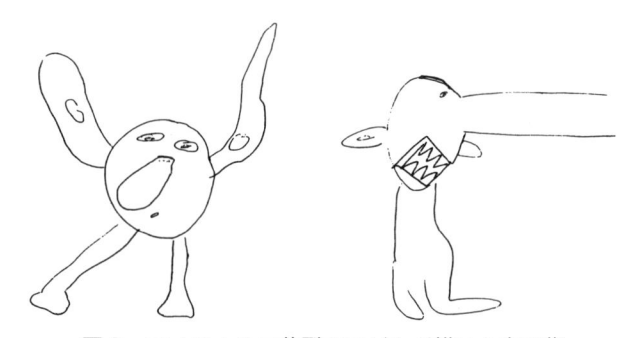

図2　アメリカの口蓋裂の子どもが描いた自画像

（出典：Van Riper C: Speech correction; Principle and method. Fourth edition, Prentice-Hall, 1963）

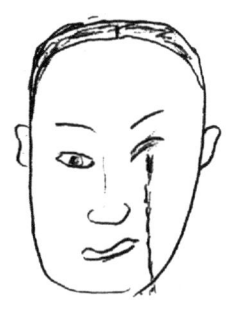

図3　失語症の患者さんの自画像

第4章　言語の障害

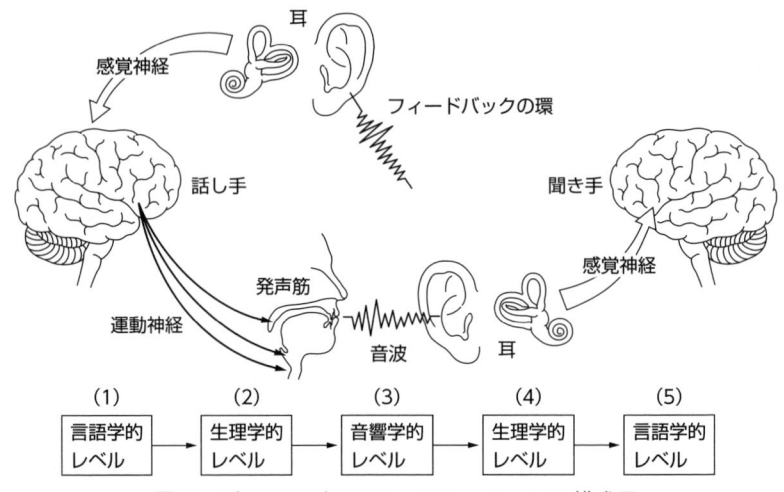

図4　話しことばのコミュニケーションの模式図
(出典：ピーター B デニシュ，エリオット N ピンソン〈切替一郎，藤村　靖・監修，神山五郎，戸塚元吉・共訳〉：話しことばの科学　その物理学と生物学〈Denes PB, Pinson EN: The speech chain. Bell Telephone Lab, 1963〉．東京大学出版会，1966, p4　図1・1）

　す。これらのレベルのいずれかが障害されることによってさまざまな言語障害が引き起こされます。
　表1は、このコミュニケーションレベルに対応させて言語障害の種類を示したものです。
　この表が示すように、言語障害はさまざまな原因で発生し、しかも乳幼児から老人に至るすべての年齢層に見られます。
　言語障害の出現率についてのデータは限られていますが、Gordon-Salant（2001）によれば、アメリカでは、子どもの吃音1％、音声（発声）障害5％、構音（発音）障害10％、言語・学習障害14％、言語発達障害17％であり、成人の場合は音声障害16％、吃音3％、失語症・高次脳機能障害2％、その他3％だそうです（図5）。
　日本の言語障害の種類別出現率や患者数については、全国規模の調査に基づく正確なデータはありません。
　表2は、東京都板橋区にある都立の老人病院で1975年から1984年までの

第4章　言語の障害

表1　コミュニケーションレベルに対応させた言語障害の種類

(出典：笹沼澄子：講座 言語聴覚障害学―理論と臨床―言語聴覚士(ST)の臨床活動：総論．総合リハ Vol.27 No.7, 1999)

分類名	下位分類名	原因	コミュニケーション過程における障害のレベル
失語症		脳血管障害、脳腫瘍、頭部外傷など	図4の (1)、(5)
高次脳機能障害		脳血管障害、脳腫瘍、頭部外傷など	図4の (1)、(5)
言語発達障害	精神発達遅滞	遺伝的要因、不明	図4の (1)、(5)。ただし脳性麻痺は図4の (2) に該当、聴覚障害は図4の (4) に該当
	特異的言語発達遅滞	不明	
	自閉症	不明	
	学習障害	不明	
	脳性麻痺に伴うもの		
	後天性障害に伴うもの	頭部外傷など	
	聴覚障害に伴うもの		
	その他		
音声障害		咽頭・喉頭の炎症・腫瘍・麻痺・外傷、声の乱用、精神・心理的要因など	図4の (2)
構音障害	機能性構音障害	不明	図4の (2)
	器質性構音障害	蓋裂、舌切除など	
	運動障害性構音障害	脳血管障害、脳腫瘍、頭部外傷、変性疾患、脳性麻痺など	
嚥下障害		脳血管障害、脳腫瘍、頭部外傷、変性疾患など	図4の (2)
吃音		不明	図4の (2)
聴覚障害	小児聴覚障害	遺伝的要因、妊娠中の母体の感染、出産周辺期障害、出産後の感染、薬剤中毒、中耳炎、頭部外傷など	図4の (4)
	成人聴覚障害		

95

第4章　言語の障害

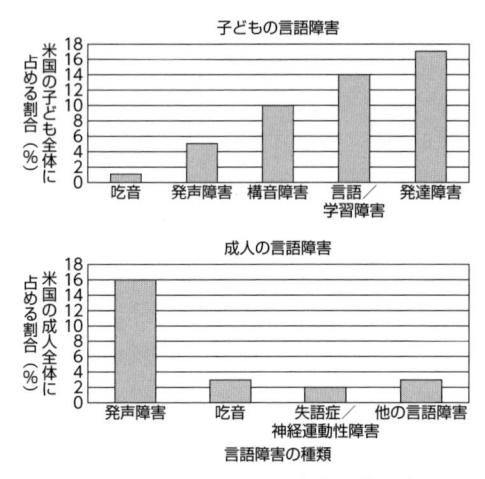

子どもの言語障害のグラフ（米国の子ども全体に占める割合(%)）：吃音、発声障害、構音障害、言語／学習障害、発達障害

成人の言語障害のグラフ（米国の成人全体に占める割合(%)）：発声障害、吃音、失語症／神経運動性障害、他の言語障害
言語障害の種類

図5 アメリカの言語障害の出現率
（出典：Sandra Gordon-Salant: Prevalence of speech and language disorders presentec at a seminar held at International University of Health and Welfare. May 31, 2001 より作図）

表2 都内の老人病院で10年間に取り扱った言語障害の種類と頻度
（出典：物井寿子：言語障害患者のリハビリテーションの実際．Brain Nursing Vol.2 No.2：40-50, 1986）

言語障害の種類	頻度
失語症（発語失行を合併するものを含む）	1,097 例（57.1%）
麻痺性（運動障害性）構音障害	636（33.1%）
全般的精神活動（機能）低下に伴う言語機能の低下	492（25.6%）
難聴	77（4.0%）
音声障害	24（1.3%）
正常	70（3.6%）
その他	168（8.8%）
総延べ症例数	2,564
1人あたりの障害数　1.3	

第4章　言語の障害

表3　我が国の言語障害をもつ人の推定数
（出典：日本聴能言語士協会パンフレット「ことばの障害児・障害者対策を早急に！」．1979）

	"ことば"の障害をもつ人の数（推定）	
1	発音の異常	330万人
2	どもり	77万人
3	難聴による"ことば"の障害	55万人
4	"ことば"の発達の遅れ	33万人
5	声の異常	22万人
6	脳性麻痺による"ことば"の障害	22万人
7	口蓋裂による"ことば"の障害	10万人
8	失語症、麻痺性の発音障害	5万人
計		554万人

10年間に言語部門が対応した2,564名の方の言語障害の種類と種類別頻度を示したものです（物井 1986）。この表から老人病院に来院する人にみられる言語障害としては、失語症が圧倒的に多く、次いで麻痺性（運動障害性）の発音（構音）の障害、精神活動低下による言語機能の低下が多いことがわかります。

この他、アメリカの言語障害の教科書は、言語障害の出現率は約5％と報告しています。この数字を日本の人口に当てはめたものを表3に示してあります。

2. 小児の言語障害

言語によるコミュニケーション行動の発達が同年齢の他の子どもに比べてかけ離れて遅れている状態を言語発達障害あるいは言語発達遅滞と呼び、小児のことばの障害の中で最も多く見られます。表1に示したように、言語発達障害の原因はさまざまです。

最も多いものは、精神発達遅滞（知的機能の発達の遅れ）に伴う言語発達

第4章　言語の障害

の遅れです。特に象徴機能＝ある物を他のもので代表させる機能（身振り、みたて遊び、象徴遊び、遅延模倣、描画、言語など）の遅れが顕著です。原因は不明ですが、遺伝的要因が考えられます。

精神遅滞、難聴、対人関係障害、脳損傷、環境上の問題などがない、つまり原因が不明で、言語発達が特異的に遅れる状態を特異的言語発達遅滞と言います。

また、広汎性発達障害、いわゆる自閉症、のために言語発達が遅れます。自閉症の特徴である、人との関係を維持する能力の発達の遅れ（社会的相互交渉の質的異常＝仲間をつくれない）、コミュニケーションの質的異常（おうむ返しや独特な言い回し）、興味や活動の制限（例：マークや数字に固執する）、常同的で反復的な行動をとることなどがことばの発達を阻害します。この障害も原因不明ですが、最近の研究は、微細な脳損傷の存在を示唆する結果を示しています。第3章の冒頭のお話に出てくる青年がこの症状を示しています。

この他に、学習障害（言語が関係する領域〈読み、書き、理解、計算〉の学習が困難な状態です）があります。これも原因不明で、ことばの発達が遅れます。また、交通事故や怪我で脳に損傷を受けて、小児失語症になった場合もことばの発達が遅れます。後で触れる脳性麻痺や聴覚障害もことばの発達が遅れる原因になります。

言語発達の遅れに次いで多いのは構音（発音）の障害です。構音障害は、大きく、機能性、器質性、運動障害性の3種類に分かれます。

機能性構音障害とは、発声発語器官の形態と機能の異常や中枢性の運動障害がなく、原因が認められないにもかかわらず、構音の誤りが固定化している状態です。

器質性構音障害とは、発声発語器官の形態や機能の異常による構音障害で、代表的なものは唇裂・口蓋裂によるものです。

唇裂・口蓋裂とは、胎生早期の何らかの理由（たとえば、母親が妊娠後に服用した薬の影響）で、唇や口蓋の融合が完成しない状態をいいます。このような状態で生まれてくると、さまざまな問題が生じますが、一番重要なのは話しことばの異常です。喉（のど）に力が入った異常な発音や特有の発音

の誤り、鼻からの息漏れ、鼻声などが目立ち、全体的にとても不明瞭なことばになります。

　運動障害性構音障害は、主として脳性麻痺によるものです。この場合は、構音障害に加えて音声障害を伴うことが多いです。

　脳性麻痺とは、脳の病変に起因する運動系の機能の変化（筋肉の麻痺、弱さ、非協調性、原始反射の残存、筋緊張、運動パターンの異常など）の状態を指します。出生前因子（遺伝因子、妊娠中の母体の異常〈例：酸素欠乏、感染〉）、出生時因子（出産障害＝難産、帝王切開）、新生児期因子（未熟児）、乳児期因子（脳炎、脳腫瘍、中毒）などによって起こります。

　脳性麻痺にはさまざまな症状（視力障害、聴力障害、精神発達遅滞、言語障害〈言語発達の遅れ、音声障害、構音障害〉、てんかん発作、口腔外科的障害、知覚障害、摂食・嚥下障害など）が随伴することが少なくありません。ただし、すべての脳性麻痺児が重い重複障害を示すわけではありません。

　同年齢、同性の子どもと比べて声が高すぎたり、低すぎたり、抑揚が乏しかったり、大きすぎたり、小さすぎたり、声の質が変わっていたりする（例：しわがれ声、かすれ声）状態を音声障害（＝発声障害）と言います。子どもの場合は、声の乱用が主な原因です。

　ことばの流暢性の障害（音・音節の異常な繰り返し・引き伸ばし、とぎれ、言い直しなど）である吃音（いわゆる、どもり）は、人類の歴史上古くから知られていることばの障害ですが、未だに原因が明らかではありません。第6章の冒頭のお話の主人公のヨッちゃんが吃音で苦しんでいました。

　妊娠中の母体の異常、出産障害、出生後の脳障害などが原因で起こる聴覚障害（聴こえの障害）も、ことばの発達の遅れや構音や発声の障害をもたらすことがあります。

3. 成人の言語障害

　成人の言語障害のうちで、代表的なものが失語症です。
　失語症とは、大脳の特定領域の損傷により、既得の言語符号の操作（音声・文字言語の表出と理解）機能が障害された状態です。

第4章　言語の障害

　失語症をもたらす主な原因は、脳出血と脳梗塞で、失語症の原因の90%を占めます。また、脳腫瘍や脳外傷（交通事故などによる）も失語症を起こします。脳血管障害後の失語症の出現率は、15〜20%と報告されています。

　失語症の症状は表4に示すように、多彩です。これらの症状の特徴から、表5のような複数のタイプに分けられます。第2章の冒頭のお話に出てくる

表4　失語症の症状

話すことの障害：喚語困難、錯語、発音の障害、文法の障害、ジャーゴン
聞いて理解することの障害：聴覚性把持／理解障害
書くことの障害：失書、錯書
読むことの障害：失読
計算障害：失計算

表5　失語症の主なタイプの症状と損傷部位

運動（ブローカ）失語：発話が非流暢、前頭葉下部のブローカ野とその周辺の損傷
感覚（ウェルニッケ）失語：聴覚的理解の障害、発話は流暢、側頭葉上後部のウェルニッケ野の損傷
全失語：すべての言語機能が重度に障害、前頭葉／側頭葉にわたる広範囲の領域の損傷
失名詞（単純、健忘）失語：喚語困難、局在不定

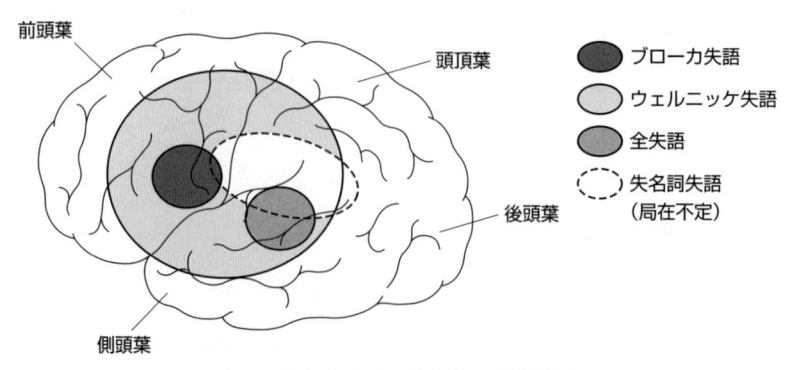

図6　主なタイプの失語症の損傷部位

第4章　言語の障害

> **コラム　手話の失語症**
>
> 　アメリカのカリフォルニア大学のHickok、Bellugi、Klima（2001）は手話の失語症についての研究結果を報告しています。彼らによると、他人の手話が理解できなかったり、流暢でも間違いの多い手話をする手話習得者は左大脳半球側頭葉のウェルニッケ野を含む部位に損傷があり、手話を表出するのに困難な患者は前頭葉のブローカ野を含む部位に損傷があったということです。
>
> 　一方、視覚的な空間認知に密接にかかわっている右半球に損傷を受けても、流暢かつ正確に手話で話せるし、手話の文法を正しく使用し、他人が使う手話も難なく理解できたそうです。この事実は20人以上の脳に損傷を受けた手話習得者で確認されました。
>
> 　こうした結果は、左半球が手話を使うことに決定的な役割を果たしていることを示していると著者らは述べています。
>
> 　このように、音声言語の場合と全く同じように、手話でも脳の左半球が優位であるという事実は、手話が紛れもなく"言語"であることを示唆しています。
>
> （参考：ヒコックG，ベルージU，クリマES：特集　脳の言語処理　手話失語から探るメカニズム．日経サイエンス，2001年9月号，pp18-26）

　小田原熊五郎さんは、重度の運動（ブローカ）失語症の患者さんです。

　図6は、これらの失語症のタイプ別の損傷部位を図示したものです。

　失語症に続いて成人のリハビリテーションの主な対象障害は、運動性発話障害です。

　運動性発話障害とは、神経・筋系の障害による、発話運動の実行過程と企画過程の障害で、ディスアスリアと発語失行症の2種類があります。

　ディスアスリアは、発声・発語器官の運動を支配する神経・筋系の損傷による、構音や発声の障害です。この障害は、麻痺性構音障害、運動障害性構音障害、運動性構音障害などと呼ばれることもあります。ディスアスリアは、脳血管障害、脳腫瘍、脳外傷、脳の変性疾患（パーキンソン病、舞踏病、脊髄小脳変性症、筋萎縮性側索硬化症など）、脳の脱髄疾患（多発性硬化症な

第4章　言語の障害

ど)、脳の代謝異常（ウイルソン病、アルコール性小脳変性症など）といったさまざまな原因で起こります。

　ディスアスリアの出現率は、おおよそ失語症のそれの半分くらいですが（正確なデータはありません）、高齢者では出現率が高く、65歳以上の言語障害の半数を占めるという統計もあります。

　ディスアスリアは損傷部位によって異なったタイプに分かれます（表6)。

　図7は主なタイプのディスアスリアの損傷部位を図示したものです。

　次に、発語失行症とは、大脳の発話運動の中枢（大脳の運動を司るブローカ野付近の限局部位＝左中心前回下部）が損傷したために起こる、発話運動のプログラミングの障害で、特異な発音の障害と発話リズムや抑揚の異常を伴うことが多い障害で、脳血管障害（脳出血、脳梗塞）、脳腫瘍、脳外傷が主な原因です。

　発語失行症の純粋例の出現率は低いのですが、多くの場合、運動（ブローカ）失語症に合併して起こります。

　この他、成人に見られる障害に、高次脳機能障害があります。高次脳機能障害とは、運動麻痺や感覚・知覚障害では説明できない、言語・動作・認知・記憶などの障害を指します。目は見えていても、それがなんだかわからなかっ

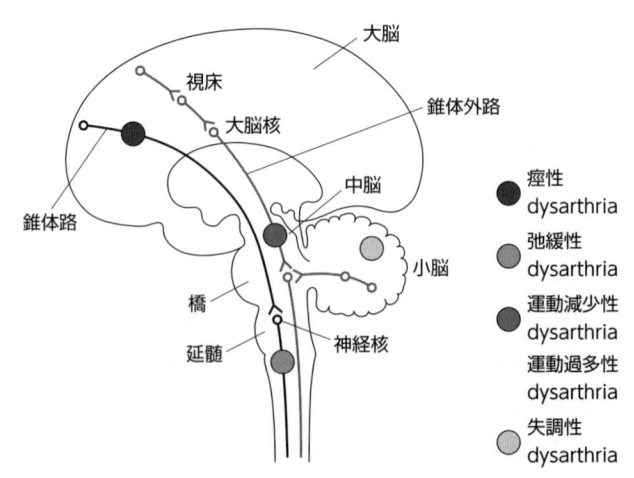

図7　主なタイプのディスアスリアの損傷部位

第4章　言語の障害

表6　ディスアスリアのタイプ別原因と症状

(出典：Darley FL, Aronson AE and Broun JR: Motor speech disorders. WB Saunders, 1975 および福迫陽子，他：麻痺性(運動障害性)構音障害の話しことばの特徴：聴覚印象による評価．音声言語医学 24：149-164, 1983 を参照して作成)

ディスアスリアのタイプ	主な疾患・原因	声の質	声の大きさ・高さ	抑揚	構音・共鳴	発話速度	その他
痙性	脳血管障害（仮性球麻痺）	粗造性（がらがら声）			子音・母音の誤り 開鼻声（鼻声）呼気の息漏れによる子音の歪み	低下	
弛緩性	脳血管障害（球麻痺）	気息性（息漏れ声）			子音の誤り		
運動減少性	パーキンソン病	気息性 無力性 震え	大きさの変動	単調	子音の歪み		吃音様の語音の繰り返し
運動過多性	舞踏病		大きさの変動		子音の歪み	変動	不自然な発話のとぎれ
失調性	脊髄小脳変性症		大きさ・高さの変動		構音の不規則な誤り	変動	音・音節の持続時間の不規則なくずれ

たり(視覚失認)、声や音は聞こえているが、それが赤ん坊の泣き声だとわからなかったり(聴覚失認)します。これは言語の障害ではありませんが、言語障害と見誤らないようにする必要があります。

これに対して、行為の障害としての失行があります。これは、麻痺、失調、その他の要素的運動障害はないにもかかわらず、また、失語、失認などでも説明できない、目的的動作遂行の障害で、これもリハビリテーション上、失語症などの言語の障害と区別して対応する必要がある障害です。例えば、着衣失行の患者さんは、ゆかたを渡されて、「これを着てください」と言われると、腕にゆかたの袖を通さずに、頭からかぶったりしてしまいます。

これらの障害の他に、子どもに見られるような吃音(大多数が、子どもの時に生じて大人になっても治っていない場合です)や器質性構音障害と発声障害が成人でも生じます。

成人の主な器質性構音障害は、舌の癌を摘出したために起こるものです。癌の状態によって、舌の一部、半分、全部あるいは、舌全部と口腔底を切除する場合があり、切除範囲によって構音障害の状態は異なります。

成人の発声障害の原因は、子どもの場合と違って、声帯の病気やホルモン分泌の異常、精神的な原因などによって起こります。声帯を含む喉頭付近の

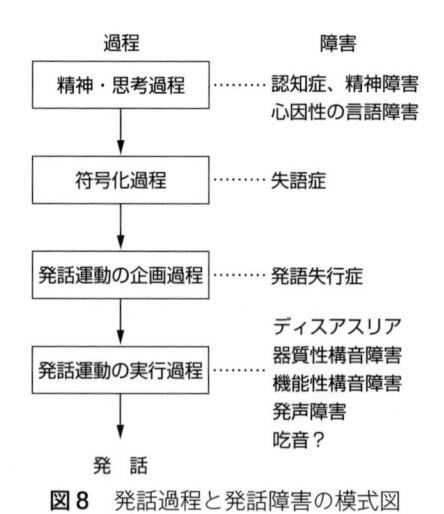

過程	障害
精神・思考過程	認知症、精神障害 心因性の言語障害
符号化過程	失語症
発話運動の企画過程	発語失行症
発話運動の実行過程	ディスアスリア 器質性構音障害 機能性構音障害 発声障害 吃音?
発話	

図8 発話過程と発話障害の模式図

第4章　言語の障害

腫瘍（喉頭癌）のため、声帯を全部摘出した場合は、声がまったく出せなくなります。その場合は、話すための声の源（音源）がなくなるので、特別な方法で取り込んだ空気を食道の壁を使ってふるわせて音に変える方法で音源を作り出して、発声します（食道発声）。この方法はかなりの熟練を要しますので、人工喉頭（電気喉頭）などの代替コミュニケーション手段を使う場合もあります。

　図8は、発話過程と発話障害の模式図です。これまで説明してきた発話の障害がどのレベルに当てはまるかを示したものです。

〈質問〉
1) 言語障害の出現率は人種によって差がありますか？
2) 声の乱用が子どもの声の障害の主な原因であるのはなぜでしょうか？
3) なぜ高齢者には失語症が多いのでしょうか？

〈お勧めの本〉
Gardner H: The shatered mind. Vintage Books, 1974.
金子芳洋：摂食・嚥下リハビリテーションセミナー／講義録Ⅰ正常機能の理解．医学情報社，2001．
金子芳洋：摂食・嚥下リハビリテーションセミナー／講義録Ⅱ機能障害とその対応．医学情報社，2002．
カーティスJF・編（笹沼澄子，伊藤元信，他・訳）：入門コミュニケーション機能障害．医歯薬出版，2001．
オリバー・サックス（高見幸郎，金沢泰子・訳）：妻を帽子とまちがえた男．晶文社，1972．
笹沼澄子・監修，大石敬子・編：子どものコミュニケーション障害，入門講座／コミュニケーション障害とその回復　第1巻．大修館書店，1998．
笹沼澄子・監修，伊藤元信・編：成人のコミュニケーション障害，入門講座／コミュニケーション障害とその回復　第2巻．大修館書店，1999．
笹沼澄子・編：言語コミュニケーション障害の新しい視点と介入理論．医学書院，2005．
土本亜理子：純粋失読　書けるのに読めない．三輪書店，2002．

〈引用文献〉
デニシュ PB，ピンソン EN（切替一郎，藤村　靖・監修，神山五郎，戸塚元吉・共訳）：話しことばの科学　その物理学と生物学．東京大学出版会，1966．

Darley FL, Aronson AE, Brown JR: Motor speech disorders. WB Saunders, 1975.
福迫陽子, 他：麻痺性（運動障害性）構音障害の話ことばの特徴；聴覚印象による評価．音声言語医学 24：149-164, 1983
Johnson W, Moeller D(Eds): Speech handicapped school children. Third edition, Harper & Row, 1967.
物井寿子：言語障害患者のリハビリテーションの実際．Brain Nursing Vol.2 No.2：40-50, 1986.
Sandra Gordon-Salant: Prevalence of speech and language disorders presented at a seminar held at International University of Health and Welfare. May 31, 2001.
笹沼澄子：講座　言語聴覚障害学−理論と臨床−言語聴覚士（ST）の臨床活動：総論．総合リハビリテーション Vol.27 No.7：634-645, 1999.
Van Riper C: Speech correction; Principles and methods. fourth edition, Prentice-Hall, 1963.

第5章
言語障害の評価

　ここは老人保健施設「みずき苑」の会議室である。先ほど学生による評価実習が終わり、ビデオを再生しながら、学生たちと指導教員の会議が行われている。
　今回の実習に参加した学生は10名で、2班に分かれて、この施設に入所している人の評価を行った。この評価実習に参加する前に、学生たちは大学で学生同士で評価し合う練習を何度も行ってきているが、学生や教員以外の、実際にコミュニケーションや呑み込みの障害を持っている高齢者の評価を行うのは初めてである。
　事前に各班で相談して評価担当者、評価票の記入係、ビデオ撮影係などの分担を決めて、評価に臨んだが、皆緊張した面もちであった。しかし、今は、評価が終わって皆ほっとして、会議室に集まってきた。
　評価は30分以内で納まるようにあらかじめ指導教員から指示されていた。しかし、対象者についての基本情報は、「みずき苑」に来て初めて担当の看護師から知らされたので、学生たちは評価を実施する直前に、その情報をもとに30分で終了できる検査の選択と、評価の進め方を決めなければならなかった。
　最初の班の報告が始まった。評価担当者が、ビデオを見ながら、年齢、住所などの情報とともに評価結果を報告した。
　最初の班の対象者は、2年前から「みずき苑」に入所している67

歳の女性で、1年前に脳出血の小発作があり、左手に軽い麻痺がある。

　この班では、最初に名前、住所、病気のことなどについての聞き取りを行った。続いて、発声発語器官の形態・機能検査を行い、構音検査と嚥下機能検査を終えて評価を終了した。

　評価結果は、軽度の痙性ディスアスリア（第4章の表6と図7参照）が認められ、会話明瞭度は5段階評価の2（よくわかるが時にわかりにくいことばがある）であった。また、嚥下反射の若干の遅れが認められ、みそ汁やお茶などを飲む時に、むせが起こることが確認された。

　この発表に対して、もう一つの班の学生たちからは、日常生活上支障がないのかという質問が出た。液体摂取時にむせが生じることがあるが、今の所、食物形態の変更や嚥下訓練の必要はないというのが、その質問に対する発表者側からの答えだった。

　指導教員からは、評価の方法と結果について以下の指摘がなされた。

　「まず、インタビューの際に対象者が何度か聞き返しをしたことに、誰も触れなかったのはおかしい。あの様子からまず聴力低下を疑うべきである。聴力や視力に問題がある場合は、その点を押さえないと、検査結果が信頼できなくなってしまう。せっかく、簡易型のオーディオメーター（聴力検査機器）を持ってきているのだから、最初のインタビューの中で聴力低下を疑い、検査すべきだった。5分あれば、チェックできたはずだ」

　「次に、インタビューの際に、聞き返しがあったことに加えて、対象者がおしゃべりで、インタビューに10分近く費やしてしまった点も問題である。対象者に際限もなくしゃべらせるのではなく、時間制限があるのだから、評価者がイニシアティブをとるべきだった」

　「また、入れ歯の問題がある。総入れ歯だが、明らかに話しずらそうにしていて発音にも少し影響を与えているので、これについては、歯科医に見てもらう必要があるのではないか」

第5章　言語障害の評価

　もう一つの班の評価対象者は、やや複雑な問題を抱えていて、学生にとってはやっかいな相手だった。
　入所してから5年経過している80歳の男性で、3年前から毎年脳梗塞を繰り返していて、看護師からの情報だと、「みずき苑」に併設されている診療所の医師が多発性脳梗塞と診断している。
　この班は、事前に得た多発性脳梗塞と右片麻痺という情報から、失語症の存在を予測して、最初の聞き取りは5分間程度で済ませ、残りの時間を失語症のスクリーニング検査の実施に当てた。
　評価結果は、中等度のウェルニッケ型失語症（第4章の表5と図6参照）が認められ、話す、聞いて理解する、書く、読む側面のすべてに制限があり、特に、聞いて理解する側面の障害が顕著なため、コミュニケーションがとりにくい。現在は行われていないが、STによる言語訓練が必要である、というのが結論だった。
　この発表に対して、もう一つの班の学生たちからは、言語訓練の目標、訓練内容、訓練効果の予測についての質問が出た。発表者側は、目標を家族と施設内での他者とのコミュニケーションの改善とし、教科書に書かれている、ウェルニッケ型失語症者向けの訓練方法の一部を紹介した。しかし、訓練効果がどれくらい見込めるかはわからないと答えた。
　指導教員からは、以下のコメントがなされた。
　「限られた時間内の評価としては、今回用いた方法は妥当である。また、訓練目標と訓練方法も適切であり、確かに訓練効果については、今回の評価結果からだけでは何とも言えないが、脳梗塞を繰り返しているのと、年齢が80歳であることから、改善はあまり期待できないであろう。したがって、訓練で言語症状を改善するよりも、日常生活での意志疎通を少しでも円滑にするためのコミュニケーションの仕方を指導するのと、周囲の人の理解促進のための働きかけを行うことが大切であろう」
　「なお、症状の見落としがある。検査を受けている時の様子からわかるのだが、この人には、左斜め手前にある物が見えていない。し

たがって、何らかの視覚の問題が疑われる。さらに、ある質問から次の質問に移っても同じ反応を繰り返すという典型的な保続症状が認められる。これらの症状は、よく見ていれば気がつくものなので、こうした症状を見落としてはいけない」

　学生たちは、初めての体験で緊張したが、多くのことを学ぶことができ、次の学期に予定されている学外実習への期待が膨らんだ。

1．評価の目的

　評価とは、言語行動と関連ある諸行動のさまざまな側面を確かめたり、測定したりすることにより、臨床上の重要な問題が存在するか否かを判定し、問題があれば、問題となる行動の特徴を明らかにし、原因を探り、訓練適応の有無を判定し、予後を推定することを目的とします。

　また、ことばの改善や変化の状態を調べることも評価の目的の一つです。表1は、このような評価の目的をまとめたものです。

　なお、「評価」は、「患者の言語行動や関連する諸行動のさまざまな面を確認し記述すること」であり、「診断」は「障害の発生と持続の要因について何らかの結論に達すること」であるというように定義している臨床家もいます（ダーレーとスプリースターズバック 1982）が、「評価」と「診断」ということばの使用については必ずしも意見の一致をみていません。

表1　評価の目的

1：問題（障害）の有無の判定
2：問題（障害）の種類と重症度の判定
3：問題（障害）の原因についての判断
4：予後の推定＝改善の見通しをたてる
5：治療の必要性の判断
6：治療計画の立案（治療目標の設定、治療方針の決定）
7：問題（障害）の改善・変化の状況の評価

なお、診断（医学的診断）は、厳密には医師の行為で、風邪、胃癌、統合失調症、脳出血といった病気や症状の原因についての判断を指します。
　これに対して、STが行う診断（言語障害学的診断）は、評価結果に基づいて問題の発生原因について何らかの結論を出すこと、さらに、言語の問題（障害）に名前を付けることです。
　言語障害に名前を付けることの良い点は、問題（障害）に対する理解や意味づけが得られ、どんな治療的措置をとれば良いかを考えるのに役立ちます。しかし、悪い点としては、問題（障害）が一人歩きすること、さらに、存在しない問題（障害）を作り上げる危険性があることです。
　鑑別診断ということばは、類似の障害と区別することを意味します。たとえば言語症状、記憶の障害、見当識（場所、時についての知識）の障害、行動異常などに基づいて、認知症と失語症を見分けます。
　いずれにしても、評価・診断の過程は連続したものであり、その作業の中心は複雑な障害像を観察し詳細に記述して障害の性質や重症度を判断するとともに、絡み合っている複数の要因をときほぐして発生原因を突き止めることにあります。
　問題（障害）の有無の判定のためには、基準からのずれを見ます。基準とは大勢の健常者の成績（平均とばらつき）です。評価結果をこの基準に照らして、同性、同年齢、同じような環境の人に当然予測されるものかどうかを判断します。基準には、表出語彙の発達基準、構音の発達基準、声の高さの基準などがあります。
　予後の推定（改善の見通し）には、言語症状以外の情報も必要です。特に、CTやMRIのデータ（損傷部位と範囲）や本人の意欲についての情報が重要です。
　治療の必要性を判断する場合、障害が軽い家庭生活者で、日常生活に支障がない時には治療しませんが、障害が軽くても職業生活に支障がある場合は治療の対象になります。なお、障害が重くて改善の見通しが立たなくても治療を試みる場合があります。
　診断を確立し、有効な治療方針を立て、予後を推定するために、時には一定期間試験的に治療を行ってみることが必要になります。これを診断的治療

と言い、治療しながら診断を確定します。

2. 評価の過程

1）情報収集過程

　情報収集の具体的な方法としては、①家族および患者さん本人を通じての生育歴・生活歴・既往歴などの調査、②関連分野の専門職（医師、看護師、臨床心理士、ソーシャルワーカーなど）からの患者さんに関する情報の入手、③患者さん本人の行動の観察、があります。③は評価・診断の中心的作業であり、その観察にあたって重要な役割を果たすのが各種の検査です。

2）情報の分析・統合過程

　収集した情報をもとに、言語障害があるか否か、あるとすれば、その種類および重症度を判定します。あわせて、障害を出現させ持続させている要因を明らかにし、改善の見通しを立てます。

3）情報の記録・管理、他職種への情報の伝達過程

　情報をいつでも迅速に取り出せるよう適切なファイリングを行うとともに、他職種に理解しやすい形で情報伝達します。

3. 評価の方法

1）過去の情報の収集

　現在の情報の方が確実ですが、言語障害については、原因や経過についての過去の情報収集も不可欠です。しかし、それらの情報は記憶に頼るため、不正確です。たとえば、子どもがいつ頃どもり始めたかと聞いても、親が正確に答えられるとは限りません。
　小児の場合は、生育歴調査を行います。障害によって調査項目が若干異なりますが、共通部分も多いです。運動発達について調べることも大切です。なぜなら、言語発達、運動発達ともに遅れているのか、言語発達が遅れてい

第 5 章　言語障害の評価

表 2　生育歴調査項目の例

（出典：福迫陽子，伊藤元信，笹沼澄子・編：言語治療マニュアル．医歯薬出版，1984，p257）

B　今まで受けた診断や判定について
　　今までに病院や診療所で難聴、精神発達遅滞（ちえおくれ）、言語発達遅滞、構音障害、吃音、口蓋裂、脳性まひ、失語症、音声障害、視覚障害等と診断されたことがありましたら、次に記入してください。

検査時の年令	受けた場所	診断・判定の結果
才　　月		
才　　月		
才　　月		
才　　月		
才　　月		
才　　月		
才　　月		

C　家族のこと
1　このお子さんはきょうだい　人中　番目
2　家族の親類の方で耳の遠い人やろうの人がいますか。（いない　いる）
　　その人は（　　　　　　　　　　　　）
3　家族の親類の方で話しことばや声にふつうと変わったところのある人がいますか。
　　（いない　いる）　その人は（　　　　　　　　　　　　　　　　）
4　ご両親は丈夫ですか。（はい　いいえ）
5　ご両親や祖父母は血族結婚ですか。（はい　いいえ）
6　遺伝病がありますか。（ない　ある）
7　流産したことがありますか。（ない　ある）（　　番目の子供の時　　か月で）

D　生まれるまでのこと　（妊娠中のお母さまの健康状態はお子さまの聞こえやことばの障害に深い関連がある場合が多いのでくわしく書いて下さい。）
1　本人を妊娠中お母さまは健康でしたか。（はい　いいえ）
2　本人を妊娠中お母さまは次のような病気をなさったことはありませんか。
　　風疹——三日ばしか（　　か月頃）　か　ぜ（　　か月頃）
　　インフルエンザ　　（　　か月頃）　ヒフに発疹のでる病気（　　か月頃）
　　ビールス性肺炎　　（　　か月頃）　結　　核（　　か月頃）
　　おたふくかぜ　　　（　　か月頃）　糖尿病（　　か月頃）
3　流産しかかったり、出血があったということはありませんでしたか。
　　　　　　　　　　　　　　　　　　（ない　ある→　　か月）
4　妊娠中毒症、子癇（かん）等はありませんでしたか。（ない　ある→　　か月）
5　注射をしたことがありますか。　　　　（ない　ある→　　か月）
6　アルコール、覚せい剤などを常用しませんでしたか。（しない　した）
7　その他医師又は助産婦からとくに注意されたこと、自分で気にしたことがあったら書いて下さい。——薬の注射、服用、高血圧、血液不適合——（　　　　　　　　　　）

第5章　言語障害の評価

表2　生育歴調査項目の例（続き）

E　お産のこと
1　出産時の年令　満　才
2　予定日近くに生まれた　予定日より　日位早かった　遅かった。
3　陣痛開始からお産まで約　時間かかった。
4　出産の状況：正常分娩　陣痛微弱　鉗子分娩　吸引分娩　異常胎位（さか子　その他）
　　早期破水　帝王切開　麻酔をかけた　その他（　　　　　　　　）

ても運動発達は正常であるのかといった情報は、評価上きわめて重要な情報となるからです。

　生育暦調査の項目は障害によって若干異なりますが、共通部分も多いです。
　表2は、生育暦調査項目の例です（笹沼、福迫、伊藤 1997）。
　成人の場合は、これまでにどんな病気をしたかをくわしく調べます（既往歴調査）。

2）現在の情報の収集

　障害を持つ本人の行動の観察が中心的作業になります。観察にあたって重要な役割を果たすのが各種の検査です。検査を用いない狭い意味での行動観察は、特定場面での特定の刺激への反応を調べて記述することです。条件を統制する必要があることと、数量化や客観化が難しいという短所がありますが、できるだけ客観的態度で実施する、記述方法を統一する、1回だけでなく数回の観察を行うといった工夫をして、短所を補う必要があります。

　検査の多くは紙と鉛筆を用いるペーパーテストであり、絵カード、字カード、簡単な検査道具を用います。表3は、主な言語障害検査です。検査は、選別（スクリーニング）検査、鑑別診断検査、掘り下げ検査（ディープテスト）の3種類に大別されます。

　選別検査（スクリーニング検査）は、障害の有無の判定を行うための目の粗い検査で、短時間（20〜30分）で実施可能です。表4は選別検査の例です。

　鑑別診断検査は、障害の見極めと重症度の判定のために実施されます。治療計画を立てるためにも役立ちますが、実施に時間がかかります（2〜3時間）。表5は失語症鑑別診断検査の例です。

第5章 言語障害の評価

表3 主な言語障害検査

領域	検査名
発声発語機能	発声発語器官形態・機能検査 鼻咽腔閉鎖機能検査 その他
呼吸機能	呼吸機能検査など
話し言葉（speech）	発声機能検査／構音検査／ 吃音検査／発話明瞭度検査／ その他
言語（language）	言語発達検査／失語症検査／ その他
聴覚	聴力検査
コミュニケーション	コミュニケーション能力検査など
その他	発達検査／知能検査／ 高次脳機能障害検査／ 読書力検査／学力検査／ その他

掘り下げ検査は、障害の特定の側面をくわしく調べる検査で、ディープテストとも呼ばれます。失語症の聴覚的理解障害を調べるトークンテスト（De Renzi E と Vignolo LA 1962〈笹沼 2001 に掲載〉）がその例です。図1に示したような形と色の異なるフダ（トークン）を用いて、たとえば、「大きな白い丸の上に小さな黄色い四角を置いてください」といった聴覚的指示を与えて、患者さんに操作してもらいます（図2）。この指示は冗長度がない（無駄な情報がない）ため、一部でも聞き落としたり、理解できなかったりしたら、フダを正しく動かすことができません。したがって、失語症鑑別診断検査の聴覚的理解検査よりもずっと難しい検査であり、失語症のごく軽度の聴覚的理解障害を検出することができます。

その他に特殊な検査として、実用コミュニケーション能力（CADL）検査（綿森他 1987）があります。表6はその検査項目のリストです。

この検査は主として失語症者のコミュニケーション能力を調べる検査で、

第5章　言語障害の評価

表4　選別検査

（出典：物井寿子：言語障害患者のリハビリテーションの実際. Brain Nursing Vol.2 No.2：40-50, 1986）

　　　　　　　　　録　音　記　録
　　患者名＿＿＿＿＿＿＿＿＿＿＿＿　年月日＿＿＿＿＿＿＿＿＿＿＿＿
　　テープNo.＿＿＿＿＿＿＿＿＿＿＿　担当＿＿＿＿＿＿＿＿＿＿＿＿
　1．お名前は、何とおっしゃいますか。
　2．今日は、何月何日でしょう。
　3．1から10まで、数を数えて下さい。
　4．息を吸って、できるだけ長く「アー」と声を出して下さい（1回）
　5．私の真似をして下さい。（各音1回5秒間行う）
　　　　　パ　　　　タ　　　　カ　　　　パタカ
　6．私の言うことばをくりかえして下さい。
　　　　　カタ　　カタナ　　カタカナ　　カタツムリ　　サク
　　　　　サクラ　サクバン　サクラモチ
　　　　今度は文章を言いますから、同じようにくりかえして下さい。（最
　　　　後に書きとりも行う）
　　　　　　きれいなバラが咲いた　　お風呂に水を入れた
　7．これからお見せする絵の名前を言って下さい。
　　　　　時計　　茶碗　　算盤　　汽車　　鯉のぼり
　　　　　百合　　パン　　羽子板　　鈴　　松
　8．〈情景画〉この絵を見て下さい。皆何をしていますか説明して下さい。
　9．今度は、私の質問に答えて下さい。
　　　　金槌で何をしますか。
　　　　石鹸は何に使いますか。
　　　　食べる時には何を使いますか。
　10．これから言うことわざの意味を説明して下さい。
　　　　とらぬ狸の皮算用
　　　　猿も木から落ちる
　11．この文章を読んで下さい。〈北風と太陽〉
　12．今、ことばのことで困ることがありますか。

　日常のコミュニケーション場面を想定して、電話機や自動販売機の模型などを用いて検査します（写真1、写真2）。
　その結果から、コミュニケーションレベル（表7）を判定できることが、

第5章　言語障害の評価

表5　失語症鑑別診断検査（老研版）

(出典：笹沼澄子，他：リハビリテーション医学会・評価基準委員会・言語障害特別委員会報告．リハビリテーション医学13：235-244, 1976.)

I. 言語理解面（受容面）
　音声言語・文字言語を理解すること。
　　I A. 音声言語の理解
　　　有意味語を聞いて理解することのテスト。反応様式としては最も容易なジェスチャー（指さし反応，品物を操作すること）を用いる。
　　　1. 単語の理解（高頻度語・低頻度語）　　　　単語を聞いて対応する絵を指さす
　　　2. 短文の理解　　　　　　　　　　　　　　短文を聞いて対応する絵を指さす
　　　3. 長文の理解　　　　　　　　　　　　　　物語を聞いてその後の質問にYes・Noで答える
　　　4. 指示の理解　　　　　　　　　　　　　　口頭の指示に従って品物を動かす
　　　5. 把持力　┃単語　　　　　　　　　　　　連続的に言われた単語と対応する絵を指さす
　　　　　　　　┃数詞　　　　　　　　　　　　連続的に言われた数字を指さす
　　I B. 文字言語の理解
　　　文字で書かれたものを読んで理解することのテスト。反応様式としては音声言語の理解と同様，ジェスチャーを用いる。
　　　1. 仮名の理解（平仮名・片仮名）　　　　　　口頭で言われた音節と対応する仮名を指さす
　　　2. 単語の理解（漢字・平仮名・片仮名）
　　　　　┏聴認知　　　　　　　　　　　　　　　口頭で言われた単語と対応する文字を指さす
　　　　　┗視認知　　　　　　　　　　　　　　　カードに書かれた単語と対応する絵を指さす
　　　3. 短文の理解　　　　　　　　　　　　　　カードに書かれた短文と対応する絵を指さす
　　　4. 長文の理解　　　　　　　　　　　　　　物語を読んでその後の質問に答える
　　　5. 指示の理解　　　　　　　　　　　　　　カードに書かれた指示に従って品物を動かす

第5章　言語障害の評価

表5　失語症鑑別診断検査（老研版）（続き）

II. 言語表出面

音声言語・文字言語を用いて表現すること。

A. 発話能力

口頭で表現する能力のテスト。

1. 数系列（1〜10まで言う） …… 1〜10までの数唱
2. 復唱 …… 徐々に長くなる単語、文の復唱
3. 呼称（高頻度語・低頻度語） …… 絵を見てその名前を言う
4. 語想起 ┏ 動作絵 …… 語頭音を手がかりとして、ことばを想起する
         ┗ 情景画 …… カテゴリーを手がかりとして、ことばを想起する
5. 叙述 ┏ 動作絵 …… 動作絵を見て文章で表現する
       ┗ 情景画 …… 情景画を見て文章で表現する
6. 音読 ┏ 仮名（平仮名・片仮名） …… 仮名文字を音読する
       ┣ 単語（漢字・平仮名・片仮名） …… 単語を音読する
       ┗ 短文 …… 短文を音読する

II B. 書字能力

文字言語で表現する能力。

1. 数系列（1〜10まで） …… 1〜10までの数字を書く
2. 書き取り ┏ 仮名（平仮名・片仮名） …… 仮名文字を書き取る
           ┣ 単語（漢字・平仮名・片仮名） …… 単語を書き取る
           ┗ 文章 …… 文章を書き取る
3. 自発書字 ┏ 単語（漢字・平仮名・片仮名） …… 絵を見てその名前を書く
           ┗ 動作絵 …… 動作絵を見て文章で説明を書く
4. 叙述　　　情景画 …… 情景画を見て文章で説明を書く

第5章　言語障害の評価

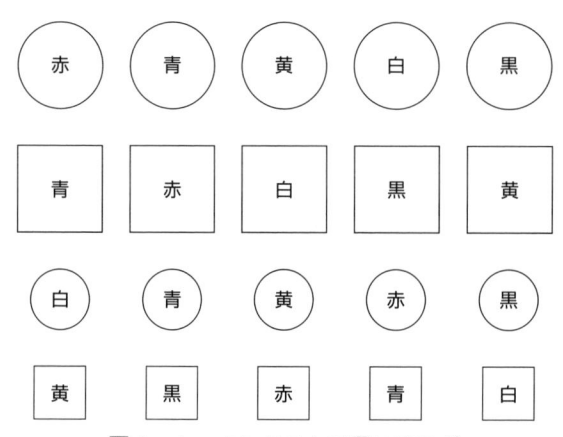

図1　トークンテストで用いるフダ
（出典：笹沼澄子・編：リハビリテーション医学全書11　言語障害　第2版．医歯薬出版，2001，p373）

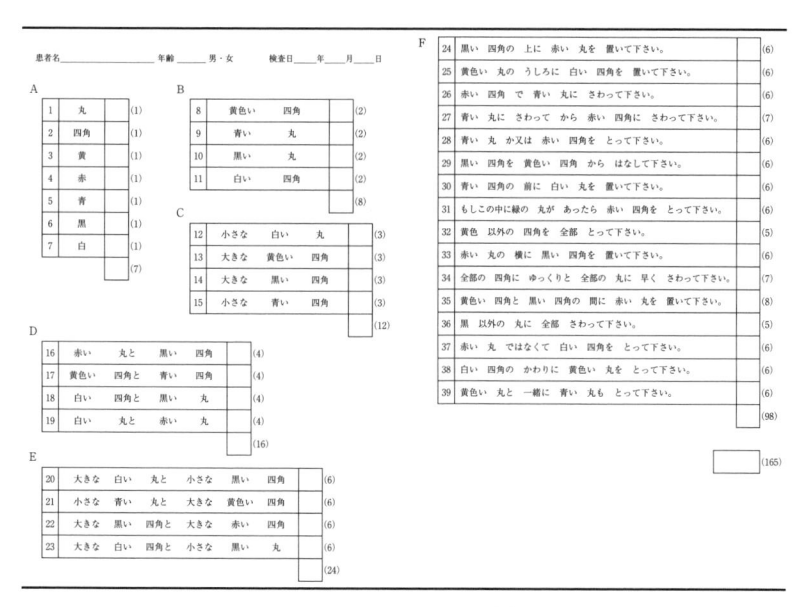

図2　トークンテストの検査項目
（出典：笹沼澄子・編：リハビリテーション医学全書11　言語障害　第2版．医歯薬出版，2001，pp520-521）

第5章 言語障害の評価

表6 CADL検査の項目

(出典:綿森淑子,他:実用コミュニケーション能力検査と標準化. リハビリテーション医学 Vol.24 No.2:103-112, 1987)

カテゴリー	項 目
型にはまった表現	適切なあいさつをする 電話を受ける
Yes・No反応	はい-いいえをはっきり示す
(命令・情報に応じて) 行動を起こす	道順を聞いて理解する 指示を理解する
情報検索	電話番号を調べる(104番・電話帳) 買物をする(品物の選択) テレビのプログラムを読む 病院内のサインを読む(新患-再来) 病院内のサインを読む(薬局) 自動販売機で切符を買う
情報提供	自分の名前・住所等を言う(名前) 自分の名前・住所等を言う(住所) 自分の名前・住所等を言う(年齢) 自分の症状を言う エレベーターの階を言う
依頼・要求	早口の問に対する聞き返し メニューを読んで注文する 出前の注文をする
質 問	人に道を尋ねる
書 く	受診申込み用紙記入(氏名・年齢・住所他) 受診申込み用紙記入(症状) 受診申込み用紙記入(模写) 電話を受けメモをとる
数量の操作	薬を指定量だけ飲む 買物をする(値段の判断) 買物をする(おつりの計算) 出前の注文(ダイヤルを回す) テレビのプログラムを読む(チャンネル数) 量の概念がわかる
時 間	聞いた時刻に時計の針を合わせる 時刻を告げる
ラジオ・テレビの視聴	ラジオの天気予報を聞く
新聞・雑誌を読む	新聞を読む(記事の内容理解)

第5章 言語障害の評価

表7　CADL検査結果から判定できるコミュニケーションレベル

レベル1：前面援助
レベル2：大半援助
レベル3：一部援助
レベル4：実用的
レベル5：自立

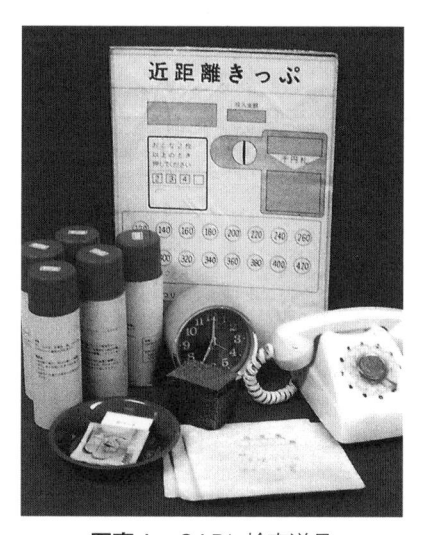

写真1　CADL検査道具
（出典：綿森淑子，他：実用コミュニケーション能力検査の開発と標準化．リハビリテーション医学 Vol.24 No.2：103-112，1987）

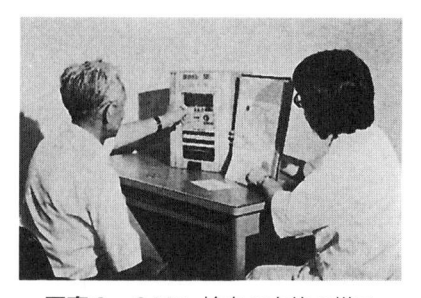

写真2　CADL検査の実施の様子
（出典：綿森淑子，他：実用コミュニケーション能力検査の開発と標準化．リハビリテーション医学 Vol.24 No.2：103-112，1987）

この検査の特色の一つです。

　言語障害の検査は、国際障害分類（International Classification of Impairments, Disabilities, and Handicaps：ICIDH）（コラム参照）に沿って、表8のように3種類に大別することもできます。

　以上述べてきたように、言語障害の検査の多くは、ペーパーテストですが、精密な機器を用いる検査もあります。たとえば、図3はファイバースコープによる口蓋帆（軟口蓋）の運動を調べる仕組みを示したものです。ファイバー

第5章 言語障害の評価

表8　ICIDHに沿った言語検査の分類

形態・機能障害の検査	能力障害の検査	社会的不利の検査
発声発語器官検査 鼻咽腔閉鎖機能検査 呼吸機能検査 発声機能検査 構音検査 吃音検査 言語発達検査 各種失語症検査 聴力検査	音節明瞭度検査 単語明瞭度検査 会話明瞭度検査 実用コミュニケーション能力検査	なし

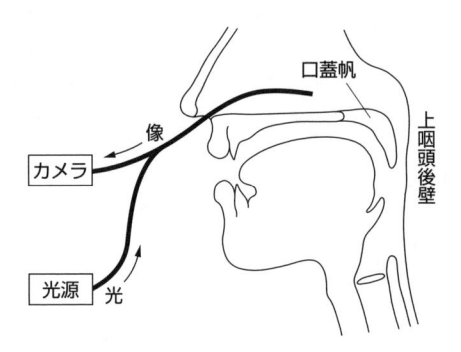

図3　ファイバースコープによる検査の模式図

　スコープは柔らかく自由に曲がる細いガラス繊維の束（直径1.8～6mm）で、この束の一部の繊維は光を光源から視野に送り、残りの繊維は逆方向に映像を送ります。図に示すように、ファイバースコープの先端を鼻孔から5～6cm挿入して固定して、口蓋帆の上下運動をビデオやDVDに記録します。
　発音時の舌の動きを検査する装置は、ダイナミック・パラトグラフと言います（図4）。この装置では、人工口蓋を上顎に装着し、舌と口蓋の接触状態をパネルに表示します。図の上部は、「ド」を発音した時のパラトグラムで、黒丸で示してある場所が、舌と口蓋の接触場所です。

第5章　言語障害の評価

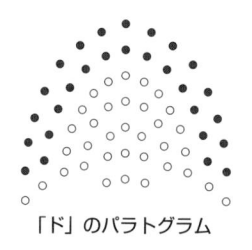

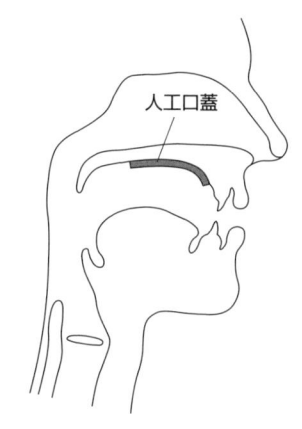

「ド」のパラトグラム

人工口蓋

人工口蓋（パレート）装着位置

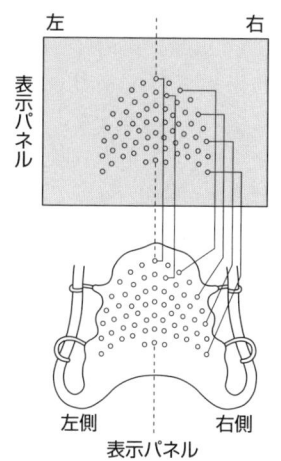

左　右
表示パネル
左側　右側
表示パネル
人工口蓋（パレート）の背面より
みた電極の位置と表示パネル

図4　ダイナミック・パラトグラフ
（出典：柴田貞雄, 他：エレクトロパラトグラフによる構音訓練法. リオン株式会社, 1979）

コラム　障害分類基準について

　国際保健機関（WHO）による障害を分類するための国際的な規準があります。1980年に発表された国際障害分類（International Classification of Impairments, Disabilities, and Handicaps：ICIDH）は、疾病の結果についての枠組みと分類を示しています。そこでは、疾病の結果には形態・機能障害（インペアメント）、能力障害（ディスアビリティー）、社会的不利（ハンディキャップ）の3種があり、それらの間には疾病→形態・機能障害→能力低下→社会的不利という連続性があることが示されています。

第5章　言語障害の評価

　このモデルに失語症を当てはめてみますと、脳卒中（疾病）によって失語症になると言葉を想い出せなかったり、相手の言うことが理解できないという言語症状が現れ（機能障害）、コミュニケーション上の支障となります（能力障害）。その結果、仕事を辞めなくてはならなくなったりします（社会的不利）。

　このように、このモデルは、失語症の結果として起こる障害のレベルを的確に表現することができます。また、言語評価の際にも、このモデルは有用です。たとえば、失語症鑑別診断検査は機能障害を評価する検査、実用コミュニケーション検査は能力障害を評価する検査というように各検査の位置づけを明確にすることができます。

　発話障害に関しても、同じように構音検査は機能障害を評価する検査、単語明瞭度検査は能力障害を評価する検査と位置づけることができ、それぞれの検査結果から治療目標が設定でき、機能障害と能力障害がどの程度改善したかを再検査の結果から数量的に示すことができます。しかし、残念ながら、社会的不利については、まだ良い評価法が開発されていません。

　いずれにしても、ICIDH は臨床上極めて使い勝手の良い基準でした。

　しかし、2001年にICIDHの改訂版として、国際生活機能分類（International Classification of Functioning, Disabilities and Handicaps：ICF）が発表されました。

　これは、健康を構成する要素のモデルであり、疾病による負の側面から、健康という正の側面に大きく視点が変わりました。このモデルでは、心身機能・身体構造、活動と参加、環境因子、個人因子という4つの構成要素を設定し、それらが相互に関連し合っていると考えます。

　このような改訂版が発表されたにもかかわらず、リハビリテーションの分野では、患者さんやクライエントの臨床記録を作るのにICFコードを用いている例が少ないそうです（伊藤、鎌倉 2008）。このことは、北村ら（2009）の調査結果からも裏づけられています。彼らは、理学療法士の臨床実習施設59施設を対象としてアンケート調査を実施した結果（回収率63％）、日常の診療でICFを利用している施設はわずかに8％で、これに対してICIDHを利用している施設は62％であったと報告しています。筆者も、臨床上、ICFは使いにくいので、もっぱらICIDHを使っていました。

（参考：伊藤利之，鎌倉矩子・編：日常生活動作．医歯薬出版，2009；北村哲郎，他：臨床実習施設におけるICFに対する意識調査．日本私立リハビリテーション学校協会　第22回教育研究大会・教員研修会　プログラム・抄録集．p43, 2009）

第5章　言語障害の評価

表9　検査結果の記述の例

> ［聞く］　会話では、聞き返しがしばしば認められましたが、何度か聞けば理解することができました。復唱は単語レベルで顕著な障害がみられました。
> ［話す］　発話は流暢ですが、しばしばJargonが混じり、内容の伝達は不充分でした。日常物品の呼称は7/10の成績でした。
> ［音読］　物語の音読は、錯読はみられましたが（7か所）、最後まで読み通すことができました。所要時間1分25秒。音節の早いくり返しでは、長く続けると音の歪みが現れました。

4. 評価結果の表し方

　評価結果は、記述、数量、プロフィールの形で表します。

　表9は、検査結果を記述している例です。報告書などではこの形式が使われることが多いです。

　表10は、検査結果を数量で示す例で、このような表に各検査項目毎の得点を記入します。

　図5は検査結果のプロフィール表示の例です。記述や数量では伝えにくい全体像を伝えるのに適しています。

　実際の臨床では、記述、数量、プロフィールを組み合わせて使用します。

5. 評価のプロセス

　ここでは、ディスアスリアを取り上げて、具体的な評価のプロセスを説明します（図6）。

　まず、発音の障害を引き起こしている発声発語器官の運動機能障害の把握をします。次に発話障害の特徴を、種々の検査を用いて機能障害面と活動制限面から明らかにします。ディスアスリアの主な検査は、表11の通りです。

　こうした評価と並行して、注意、知覚、記憶、行為などについて神経心理学的な評価も行います。

　表12は代表的な発話明瞭度判定尺度で、このような尺度を用いることによ

第5章　言語障害の評価

表10　検査結果の数量化の例

聞く	1. 単語の聴覚的認知（高頻度語）	（	／10）
	2. 復唱	（	／10）
読む	3. 文字単語の視覚的認知（かな）	（	／10）
	4. 文字単語の聴覚的認知（漢字）	（	／10）
話す	5. 軟口蓋の運動	（	／3）
	6. 嚥下機能	（	／1）
	7. 単音節のくり返し（パ、タ、カ）	（	／3）
	8. 三音節のくり返し（パタカ）	（	／2）
	9. 呼称（高頻度語）	（	／10）
	10. 情景画の口頭叙述	（	／5）
	11. 音韻変化	（	／4）
	12. 流暢性	（	／4）
書く	13. 文字の再現（漢字）	（	／2）
	14. 文字の再現（かな）	（	／2）
	15. 単語の自発書字（かな）	（	／10）
	16. 短文の書き取り	（	／5）
総得点		（	／91）
付	語想起（語頭音「か」）	（	／2分）
	語想起（カテゴリー「動物」）	（	／2分）

り、コミュニケーションレベルを判定することができます。

　なお、進行性の障害の場合は、表13のような尺度を用いて変化の状態を把握し記録します。

6. 評価の留意点

　評価・診断にあたっては、観察（検査を含む）の妥当性、信頼性、客観性に留意します。妥当性とは、「適切な観察方法を用いているかどうか」ということであり、観察を行うにあたって「この方法で何が観察できるのか」「この検査は、測ろうとしているものを、どの程度測ることができるのか」ということを常に考えるべきです。一方、信頼性とは、「観察の方法が正確かどう

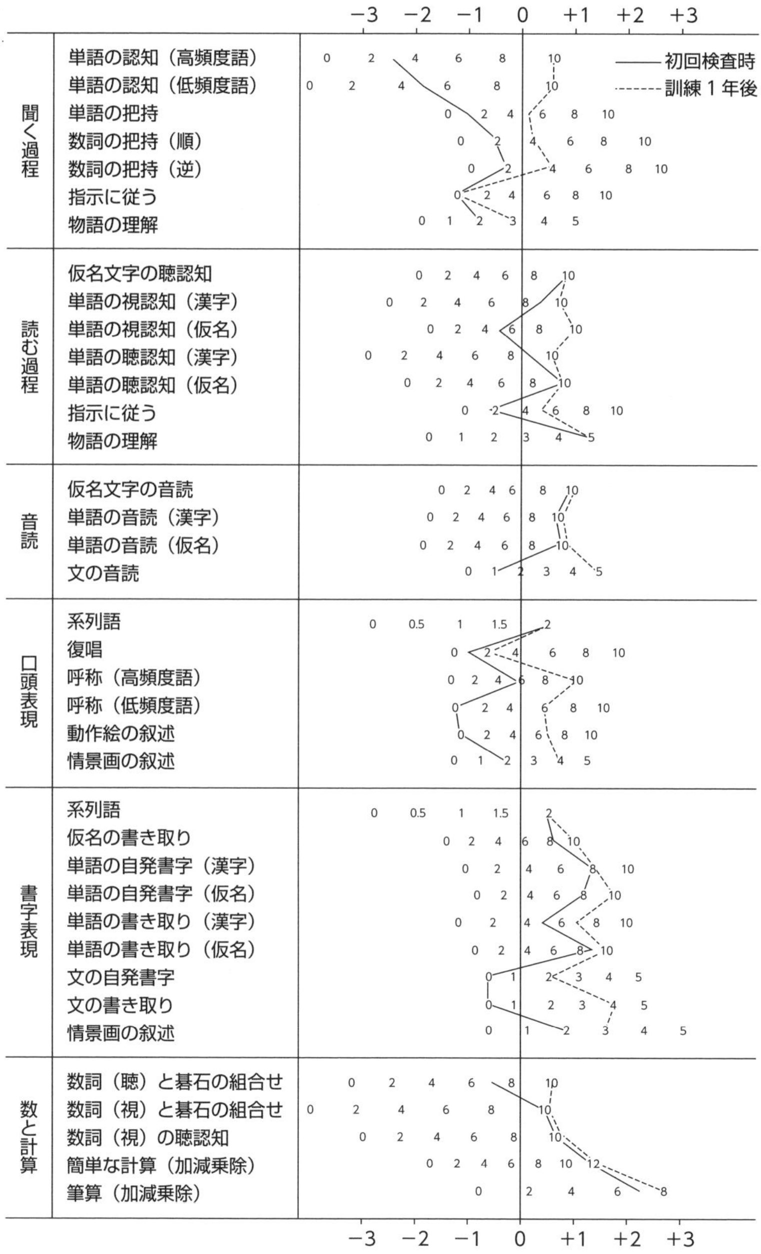

第5章 言語障害の評価

		−3 −2 −1 0 +1 +2 +3	
聞く過程	単語の認知（高頻度語） 単語の認知（低頻度語） 単語の把持 数詞の把持（順） 数詞の把持（逆） 指示に従う 物語の理解		―― 初回検査時 ‐‐‐ 訓練1年後
読む過程	仮名文字の聴認知 単語の視認知（漢字） 単語の視認知（仮名） 単語の聴認知（漢字） 単語の聴認知（仮名） 指示に従う 物語の理解		
音読	仮名文字の音読 単語の音読（漢字） 単語の音読（仮名） 文の音読		
口頭表現	系列語 復唱 呼称（高頻度語） 呼称（低頻度語） 動作絵の叙述 情景画の叙述		
書字表現	系列語 仮名の書き取り 単語の自発書字（漢字） 単語の自発書字（仮名） 単語の書き取り（漢字） 単語の書き取り（仮名） 文の自発書字 文の書き取り 情景画の叙述		
数と計算	数詞（聴）と碁石の組合せ 数詞（視）と碁石の組合せ 数詞（視）の聴認知 簡単な計算（加減乗除） 筆算（加減乗除）		

図5 検査結果のプロフィール表示の例

127

第5章　言語障害の評価

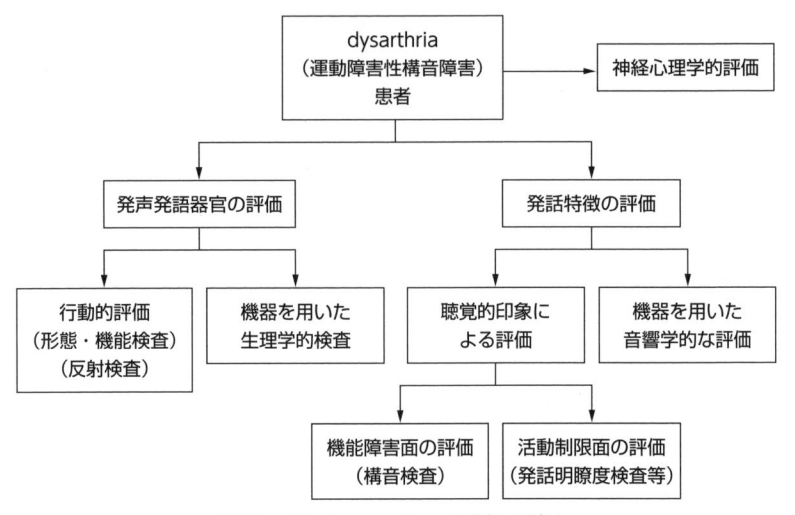

```
                    dysarthria
                  (運動障害性構音障害) ──→ 神経心理学的評価
                       患者
                         │
            ┌────────────┴────────────┐
      発声発語器官の評価           発話特徴の評価
            │                         │
      ┌─────┴─────┐           ┌───────┴───────┐
   行動的評価   機器を用いた    聴覚的印象に    機器を用いた
  (形態・機能検査) 生理学的検査     よる評価      音響学的な評価
   (反射検査)                      │
                            ┌──────┴──────┐
                        機能障害面の評価  活動制限面の評価
                          (構音検査)    (発話明瞭度検査等)
```

図6　ディスアスリアの評価の流れ

（出典：福永真哉, 伊藤元信：第17章　構音障害の評価〈田川皓一・編「神経心理学評価ハンドブック」〉．西村書店，2004，pp179-187）

表11　ディスアスリアの主な検査

> 呼吸機能検査
> 発声・発語器官検査
> 構音検査
> 発話特徴抽出検査
> 単語明瞭度判定
> 会話明瞭度判定
> （嚥下機能検査）

表12　発話明瞭度尺度

（出典：田口恒夫：言語障害治療学．医学書院，p37，1967）

> 1：誰が聞いてもよくわかる
> 2：よくわかるが時にわかりにくい言葉がある
> 3：話す内容がわかっていればどうやら理解できる
> 4：ときおりわかる言葉がある
> 5：まったくわからない

第5章　言語障害の評価

表13　進行性疾患の変化を把握する評定尺度の例
(出典：Yorkston K, Mitsuda PM：特別セミナー「運動障害性構音障害と嚥下障害のマネージメント」資料．p12, 1992. 原典は Hillel AD, et al.: ALS severity Scale. Journal of Neuroepidemiology 8: 142-150, 1989)

正常な段階
- 10　正常：患者は発話のいかなる困難さも否定。検査では異常なし
- 9　わずかな発話の異常：患者と配偶者のみが発話の異常に気づく。速度、音量は保たれている

発話の障害が検出できる
- 8　発話の変化が認められる：発話の変化が、とくに疲労時やストレス時に、他人からも認められる。発話速度はおおむね正常
- 7　発話の異常が明らかである：発話は一貫して障害されている。速度、構音、共鳴に影響がみられる。了解度はよく保たれている

行動の変化
- 6　場合によって言い直す：速度がより低下する。聞き手の聞き返しにより、特定の単語を繰り返す。文や複雑性や長さは制限されない
- 5　頻繁に言い直しが必要：発話は遅く、努力を要するようになる。多くの言い直し、または「通訳」が常に必要である。文の複雑性、長さがやや制限される

拡大コミュニケーションの使用
- 4　発話＋ACS（Augmentative Communication System）：発話は問いに対する返事。書字や代弁者の理解能力が必要とされる
- 3　制限された発話、一語反応（one word response）：イエス、ノーの返事や一語発話による反応。または、書字、代弁者を使う。声を出さないでコミュニケーションを始める

有効な発話がない
- 2　感情表出としての発声：感情や、肯定、否定を表現するための、抑揚のある発声
- 1　失声：発話に努力を要し、持続も制限され、まれになる。多くは泣き声や苦痛の声

か」ということであり、いつも同じ結果が得られる正確な観察方法を用いる必要があります。さらに、客観性とは、事実と推測とを厳密に区別することです。なお、障害の有無の判定は、基準値を参考にして行いますが、基準値には一定の幅があることに留意します。いずれにしても、観察などを通じて

データを収集し、収集したデータをもとに障害の性質、重症度、発生原因、予後についての推定を行うこの過程は、情報を注意深く分析し、仮説を選択し、それらを慎重に検証する、いわば、仮説検証の過程です。したがって、こうした評価・診断を行うためには、科学的な分析・統合能力と臨床経験に裏打ちされた深い洞察力が不可欠です。

7. 言語障害の評価・診断の歴史と課題

　言語障害の評価の歴史的展開を見ると、言語障害学の臨床・研究の先進国であるアメリカが常にリードしてきています。アメリカでは、特に、第二次大戦後に失語症の新しい検査法が次々と開発され、その流れは、1990年代前半まで続いてきました。その動きを引き継ぐ形で、吃音、運動性発話障害、構音障害、小児言語障害などの障害についても、重要な検査法が次々と開発されてきました。

　我が国では、これらの領域の大多数の評価法がアメリカからの"輸入品"です。我が国に導入するにあたっては、むろん、英語と日本語という言語の違いを考慮し、また、日本人を対象とした標準化が行われています。

　しかし、アメリカにおいても（そして我が国においても）、ほぼ2000年までに主要な検査法の開発は終わっており、たとえば、言語障害領域の国際誌である『Journal of Speech, Language, and Hearing Research』誌にも最近は新しい評価法の開発研究論文の掲載はほとんどありません。

　それでは、新しい評価法の開発はもう必要ないのかというと、そうではありません。

　言語障害の評価法については、現在は大きな動きはありませんが、各種の障害を掘り下げて検索する掘り下げ検査（ディープテスト）の開発が必要です。加えて、これまでの評価法は、主として機能障害や能力障害を評価するものであり、社会的不利についての評価法はありません。したがって、今後は各種の言語障害がもたらす社会的不利についての評価法の開発も必要です。

　なお、認知症を含む高次脳機能障害によるコミュニケーション障害については、認知科学や脳科学の進歩に伴い、発症メカニズムや症状に関して新し

い視点からの見直しが盛んに行われており、今後、ユニークな評価法が開発されることが期待されます。

〈質問〉
1) 認知症と失語症を見分けるポイントは何でしょうか？
2) 掘り下げ検査はなぜ必要なのでしょうか？

〈お勧めの本〉
キンデル J（金子芳洋・訳）：認知症と食べる障害．医歯薬出版，2005．
笹沼澄子・編：言語コミュニケーション障害の新しい視点と介入理論．医学書院，2005．

〈引用文献〉
ダーレー F，スプリースターズバック DC・編著（笹沼澄子，船山美奈子・監訳）：言語病理学診断法 改訂第2版．協同医書出版社，1982．
福永真哉，伊藤元信：第17章 構音障害の評価（田川皓一・編：神経心理学評価ハンドブック）．西村書店，2004，pp179-187．
伊藤元信，笹沼澄子・編：新編 言語治療マニュアル．医歯薬出版，2002．
物井寿子：言語障害患者のリハビリテーションの実際．Brain Nursing Vol.2 No.2：40-50，1986．
笹沼澄子，他：リハビリテーション医学会・評価基準委員会・言語障害特別委員会報告．リハビリテーション医学 13：235-244，1976．
笹沼澄子・編：言語障害 第2版．リハビリテーション医学全書11．医歯薬出版，2001．
笹沼澄子，福迫陽子，伊藤元信・編：言語治療マニュアル．医歯薬出版，1997．
柴田貞雄，他：エレクトロパラトグラフによる構音訓練法．リオン株式会社，1979
綿森淑子，他：実用コミュニケーション能力検査の開発と標準化．リハビリテーション医学 Vol.24 No.2：103-112，1987．
田口恒夫：言語障害治療学．医学書院，1967，p37．
Yorkston K, Mitsuda PM：特別セミナー「運動障害性構音障害と嚥下障害のマネージメント」資料．p12，1992．

第6章
言語障害の治療

　大熊喜代松先生は、千葉市立院内小学校のことばの治療教室の前の待合室がわりにしている廊下の方が騒がしくなったので、急いで教室を飛び出した。廊下では、ヨッちゃんが友だちとつかみ合いの喧嘩をしていた。

　佐藤良雄、通称ヨッちゃんは、五人兄弟の3番目で、五年生。受け持ちの先生によると、「クラス一の乱暴者で、すぐに喧嘩を始めるから、みんなに嫌われている」とのことだった。大熊先生は、この担任から、ヨッちゃんのどもりをなおして欲しいと依頼された。

　受け持ちの先生は、「いくら努力しても思うようにコトバが出てこない。顔をしかめたり、口をとがらせたり、まぶたをパチパチする。それでもなおコトバが出ないので、手や足で、バタバタと床や机の上をたたいて、調子をとるような動作をすることがしばしばある」と言った。

　ヨッちゃんのお母さんによると、どもり始めたのは、交通事故を外で見てきて、「そ、そ、そこで、よ、よ、よそのおじいさんが、じ、じ、じどうしゃに、ひ、ひ、ひかれたよ」とお母さんに報告した4歳の時からだそうである。

　この自動車事故がたいへんなショックだったらしくて、すこしずつどもり出し、半年しても、少しも良くならなかった。両親は、おちついて、ゆっくり話すようにと毎日注意した。

第6章 言語障害の治療

　いっこうに良くならないので、民間の吃音矯正所の巡回講習会に1週間通わせたら、受講中とその直後は、どもりがたいへん軽くなったようだったけれど、次第に本人がどもりを意識し始め、やがて口かずが少なくなり、変な話しぐせもついてしまい、前よりもはげしくどもるようになってしまった。
　こういうお母さんに、大熊先生は次のような質問をした。
　「お母さんは、他人の前で子どもをけなすようなことを言いませんか？」
　お母さんは、「低脳で、成績が悪くて、どもりで、けんかばかりして、この子にはいいところがない」とグチってしまうと答えた。
　ヨッちゃんは、知能検査では「やや遅れている」という結果が出たが、内科、耳鼻科などの専門医からは「正常」という返事がきた。
　大熊先生の観察では、ヨッちゃんは自分のどもることに対して、強い不安や恐怖の感情に支配されるようになっており、重い二次性のどもりに近い状態だった。
　ヨッちゃんは、話す時に不安や恐怖を感じるだけでなく、それが乱暴な行為になって、はけ口を求めるほどタチの悪いものになっていた。
　ヨッちゃんに付き添って来た父親は、厳格そうだが教育熱心で、それ以降、ほとんど毎週毎回、自分の仕事の都合をつけてヨッちゃんに付き添って来た。
　大熊先生は、ヨッちゃんを、同じ年ごろのどもりの子ども4人と一緒のグループで指導した。指導の際には、以下の5つの点を重視した。
　①サイコドラマ（心理劇）を、週2回の治療のうち1回は行う。
　②同じ文章を声をそろえて読ませる。慣れてきたら、みんなの前で一人で立って読んだり、暗唱させたりする。
　③自由にらくらくどもって良いことにして、よくしゃべれるような雰囲気を作り、コトバ遊びをたくさんさせる。
　④自由に絵を描かせたり、パズルや積み木で遊ばせる。

第6章　言語障害の治療

⑤先生や母親も、時にはどもって、あるいは、ゆっくり、話しかけてやり、ヨッちゃんが話すことを少しも気にしないで、どもりながらのびのびとたくさん話すようにする。

こうした指導を続けた最初の1か月間は、ヨッちゃんは余り積極的には話そうとしなかった。そして、友だちと一緒に声を出して本を読む時にも、わざと大きな声を出し、行儀の悪い姿勢で読んだ。

2か月目に入ると、足をバタバタさせながらさかんに喧嘩した時の話をするようになった。サイコドラマの時にも、喧嘩の場面をよく演じて見せた。

3か月目に入った時、父親が「これまでのうちで一番どもりがひどくなった。こんなことでどもりが治るのか」と、大熊先生に食ってかかってきた。

大熊先生は、治療3か月目に、治療前よりひどくどもるようになったが、結局治った子どもをたくさん経験していたので、父親に、「心配ないです。きっと治ります」と伝えた。

4か月から5か月目に入ると、ヨッちゃんの話す量が急に増えてきて、喧嘩をすることが目立って少なくなった。

父親もそのことに気が付き、「調子がいいようです。よその子どもに乱暴をしなくなりました」と言い、両親の叱る回数も前の1/3くらいに減ってきたとのことであった。

7か月目からは、10人ぐらいの知らない人の前で、昔の有名な童話のストーリーを話させたり、本を読ませたりした。

そして、9か月目には、ヨッちゃんは、自分の教室で、堂々と国語の本を読めるようになった。

大熊先生が、「調子はどうだい？」と聞くと、担任の先生は、「大変にスマートな読み方や話しぶりではないが、まあ上々さ」と答えた。

この「ヨッちゃんの話」は、大熊喜代松先生の『ママ、ぼくの舌切ってよ！言語障害児治療教室　教師の手記』(東都書房、昭和40年)の「第6章　どもりの紳士」(93～108ページ)を参考にして、まとめました。

第6章　言語障害の治療

1. 言語治療とは？

　医学的治療は、手当などをして病気や怪我を治すことであり、手当の中には投薬や手術が含まれます。これに対して、言語障害の治療では、言語障害を有する人の機能障害を改善し、コミュニケーション能力を高め、社会参加を促進する働きかけを行います。

　表1は言語治療に関する用語をリストアップしたものです。それらの用語は、言語治療のさまざまな側面・立場（心理学的、行動療法的、医療的、教育的）を表していますが、言語障害を持つ人の行動に働きかけて望ましい方向へ変えるという共通点を有します。「言語訓練」「言語矯正」という用語は、言語障害を治したり軽くしたりするための限定した働きかけを指します。一方、広い意味での言語治療とは、障害の軽減・改善に加えて、拡大・代替コミュニケーション（AAC）手段を活用するなどしてコミュニケーション能力を高めることや、家族を含む周囲の人や学校・職場などへの働きかけによる障害者の社会参加を促すための環境調整も含みます。

　なお、「言語療法」ということばは本来は狭い意味ですが、最近は言語治療と同じように広い意味を表すことばとして使われています。当然なことですが、言語治療では投薬や手術は行いません。

　インペアメントとしての障害を治したり軽減したりする方法には、呼吸訓練、発声訓練、構音訓練、狭い意味での言語（ランゲージ）の訓練（語彙の

表1　言語治療を表す言葉

```
correction：矯正、訂正
guidance：ガイダンス、指導
intervention：介入、干渉
management：マネージメント、管理
modification：変容、修正
remediation：改善、修正
therapy：治療、療法
training：訓練
treatment：治療、取扱い
```

増加、文法障害の改善などの訓練)、流暢性促進訓練(発話の流暢性を促進し、吃音による非流暢性を軽減する訓練)、聞き取り訓練(音やことばを聞き分ける訓練)などが含まれます。

　能力障害へのアプローチとしてのコミュニケーション能力を高めたり補ったりする方法には、発話訓練(話す速度、抑揚の付け方などの話し方の訓練)、実用コミュニケーション訓練(コミュニケーション状況を設定し、コミュニケーション手段を選択し、コミュニケーション・ストラテジー〈方略〉の使用などを訓練する)、AAC手段の活用訓練(ノンバーバル・コミュニケーション手段〈シンボル、サイン、手話など〉の使用、コミュニケーション補助手段〈たとえば、50音表などの文字盤〉の利用、補助器具・機器の使用、代替器官の活用〈たとえば、食道発声、代償構音〉、補助具の利用〈たとえ

コラム　リハビリテーションという言葉

　砂原(1997)によると、リハビリテーションという言葉は、「人間であることの権利、尊厳が何らかの理由で否定され、人間社会からはじき出されたものが復権すること」を意味するそうです。

　こうした歴史的背景から医療福祉の領域で使われるようになったリハビリテーションという言葉は、「障害者が、一人の人間としての権利を回復する」ことを意味します。1941年にアメリカの全国リハビリテーション協議会は、「(リハビリテーションとは)障害者が身体的、心理的、社会的、職業的、経済的有用性を最大限に回復すること」と定義しています。

　以上のことから、患者さんが「手のリハビリ」を受けていますといった言い方は、リハビリテーションを単に手足の機能回復訓練という狭い意味でとらえており、正しい表現ではありません。「手の機能回復訓練」を受けているという言い方なら良いのですが。なお、リハビリテーションの「リ(re)」は、「ふたたび」という意味を表す接頭辞なので、脳卒中などの場合は当てはまりますが、脳性麻痺のように生まれながらに障害を持っている人の場合は、「リハビリテーション」と区別するために、「ハビリテーション」という言い方をします。

(参考：砂原茂一：リハビリテーション．岩波新書，1997)

ば、人工喉頭、補聴器〉、その他の方法〈たとえば、環境制御装置〉の使用）などが含まれます。

　環境調整の方法には、障害をもつ人の家族への働きかけ（接し方の指導、家庭での訓練、障害受容の促進など）、保育園、幼稚園、学校などの関係者への働きかけ、職場への働きかけ、地域への働きかけ（たとえば、共同作業所の設置・運営の補助、障害者の会活動の促進）などが含まれます。

2. 治療の原理・方法

1）刺激促通法

　統制された適切な刺激を反復して強力に与えることにより、言語機能を活性化する方法であり、言語治療の基本技法です。これは、生理学的にも根拠がある方法であり、反復刺激により脳の機能が改善することは、ラットの大脳皮質ニューロンで確認されています。さらに、刺激を繰り返して与えることによって、まったく新しいシナプスが形成されることが人間でも確かめられています（本章のコラム「失語症改善の大脳生理学的メカニズム」参照）。

2）行動療法

　異常行動や不適応行動を誤った学習の産物と考え、治療＝学習解除と位置づけ、学習の諸原理（オペラント条件づけ*の原理、モデリング法**の原理など）に基づいて行う、誤った学習を取り除く働きかけのすべてを指します。

3）バイオフィードバック法

　通常は知覚することができず、意志による制御が困難な生体内部の情報を工学的・電気的補助手段を用いて知覚可能な信号に変換し、それを知覚できる形で障害をもつ人に示すことによって、生理過程を随意的に制御すること

---

*　オペラント条件づけとは、随伴刺激（賞や罰）の操作によって行動を変える方法です。
**　モデリング法とは、他の人の行動をモデルとして観察させることによって行動を変容させる方法です。

を学ばせる方法です。たとえば、呼気の鼻漏れをディスプレイ上に視覚的に呈示して、鼻咽喉閉鎖機能を改善します。

4）遊戯療法

小児の言語治療で広く用いられている方法で、言語症状を改善するとともに、不適応状態の改善ももたらします。言語発達遅滞幼児に対するインリアル・アプローチ*は、この方法の代表的なもので、遊びを通して学習とコミュニケーションを促進しようとする方法です。

5）心理的サポート

心理療法は、人格の深層に関わる問題の治療的援助の方法です。言語症状の改善とともに、障害のもたらす不適応状態の改善もはかります。一方、カウンセリングは、比較的表層な不適応行動への援助の方法ですが、最近では、心理療法とカウンセリングという用語はほとんど同義的に用いられているようです。

6）認知心理学的アプローチ

言語の情報処理モデルを設定し、あるいは参考にして、検査結果に基づき、そのモデルを構成する要素ないし回路のどこが障害されているかを推測し、障害されている部分・回路、もしくは障害されていないと推定される回路・部分への働きかけを行い、障害の改善をはかろうとする方法です。主として、英国を中心に成人の失語症の領域で用いられています（第7章で紹介してあるBさんの改善メカニズムについての考察は、こうしたアプローチの例です）。

7）実用的コミュニケーション訓練

コミュニケーション状況を設定し、コミュニケーション手段を選択し、コミュニケーション・ストラテジー（方略）の使用などを訓練します（表2）。

---

* インリアル・アプローチとは、大人と子どもが相互に反応しあうことで、学習とコミュニケーションを促進させる方法です。

表2 実用コミュニケーション訓練

(出典：綿森淑子：実用コミュニケーション能力検査（CADL）と失語症の訓練について．失語症研究 13：191-199，1993)

項目	内容
挨拶	結婚式のスピーチ；テーマを決めて3分間スピーチを行う
散歩・交通	人に道を尋ねる；言われた道順を理解する；旅行計画（地図を見る、時刻表を見る、ホテルの予約、持っていくもののリスト作成）を立てる
病院関係	薬を指定量だけ飲む；気を使わなければならない面会人（職場の上司・同僚など）と会話する（役割演技法で行う）
新聞・雑誌	投書や人生相談を材料として話し合う；料理の本を読み必要な材料・手順を説明する；ニュース、週刊誌の記事、話題の出来事や人について話し合う
テレビ	ビデオにとった短い番組を理解する（材料；15分程度のニュースダイジェスト・料理・園芸番組など）；ドラマの筋を話す；ラジオのニュースや天気予報を理解する
電話	電話で問い合わせをする；苦情を言う；故障の修理や商品の配達を依頼する；電話に出てメモをとる
買物	スーパーのチラシを見て買うもののリストを書き出す；商品の説明書（組み立て方、使用法など）を読んで理解する

　アメリカの病院や施設の中には、建物の中に銀行やコンビニなどのコーナーを設置して、そこで失語症者の買い物訓練などを行っているところがあります。

3. 言語訓練の形態

　訓練の形態は、STと患者の一対一の個人訓練が主ですが、写真1のようなグループ訓練も重要です。グループ訓練は、意志・感情伝達としてのコミュニケーション能力を促進・改善するのに適しているだけでなく、患者さん同士の交流をはかることにより、孤立感や不安感を取り除く効果があります。ことばに重度の制限があるにもかかわらず、口頭でのコミュニケーションにこだわっていた患者さんが、ジェスチャーを上手に使用して、円滑な意思伝達をする人の様子を見て、ジェスチャーを多用するようになったりします。

第6章　言語障害の治療

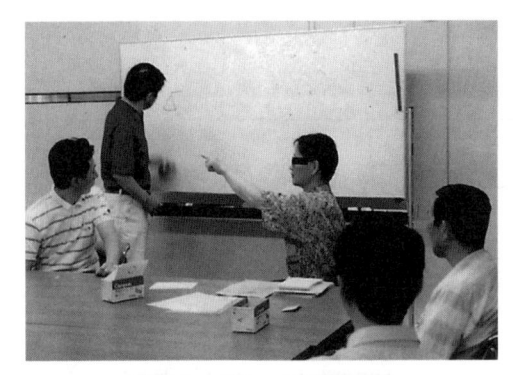

写真1　グループ訓練風景

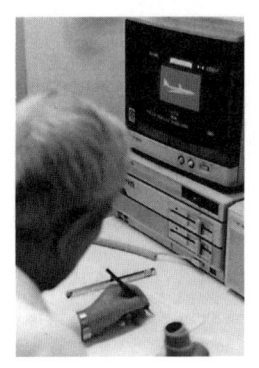

写真2　コンピュータを使った自主訓練

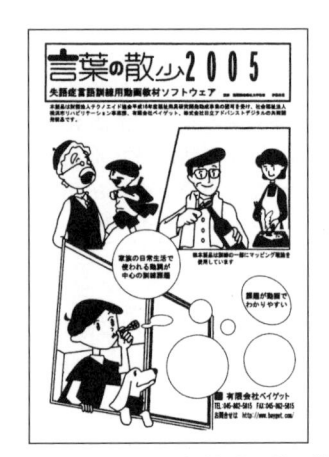

図1　パソコンソフト教材「言葉の散歩」
(出典：ベイゲット〈http://www.bayget.com/〉パソコンソフト教材「言葉の散歩」．2005)

　こうした訓練形態に加えて、最近ではコンピュータやDVDなどの機器を使った患者さん自身による自主的な訓練も活発に行われるようになっています（写真2）。
　自主訓練用のソフトウェア教材も何種類か開発されています。図1は、筆者らが開発したパソコンソフト「言葉の散歩」です。このソフトは、動画と音声合成技術を駆使して、豊富なヒントをSTが選択して設定することがで

き、動作動詞を正しく使う練習ができます。また、マッピング理論*を用いた文の作成練習もできるようになっています。このソフトは、失語症の患者さんや言語発達障害の子どもの言語訓練に使用することができます。

4. 言語治療の留意点

　言語障害児は、原則としてできるだけ早期から健常児集団の中で育てられ、教育される必要があります。音の聞き取り能力、ことばの理解能力、話す能力を高めるためには、健常児との間のコミュニケーションの機会をできるだけ多く与えることにより、正常な言語モデルに早期から頻繁に接触させることが不可欠であるためです。また、健常児と一緒に机を並べて学ばせることも教育的見地から重要です。このような理由から、早期に地域の保育・教育施設への統合をはかる必要があります。

　社会生活の基盤であるコミュニケーション能力に障害を有する言語障害者の社会的リハビリテーションの重要性は指摘するまでもありません。家族、友人、職場、地域などの社会的環境の中で、不適応状態に陥らせないために、家族への援助、地域の各種専門職の連携、障害者同士の交流の促進が重要です。

　言語障害者の就労の困難さはよく知られているところであり、職業復帰率は、20％程度です（長谷川 1969；笹沼 1972）。就労率ないしは職業復帰率を高めるためには、就労準備訓練プログラムの確立、職業相談、職場の斡旋ないし開拓、会社側の受け入れ体制の整備などが必要です。

　疾患別リハビリテーションの留意点としては、脳血管障害の後遺症としての言語障害に関しては、発症からの経過に応じた治療・訓練、心理的受容への働きかけ、家族支援、社会復帰への準備などを適切に行うことです。一方、神経難病、変性疾患などによる言語障害については、病気の進行に伴う症状の変化にタイムリーに対応し、必要に応じて種々のコミュニケーション補助

---

*　マッピング理論とは、格助詞の意味役割を理解することで、文を組み立てられるようになるという考え方です。

手段（AAC）を導入することが大切です。

5. 言語治療の実際

ここで取り上げる言語障害は、成人の言語障害のうちの代表的な失語症とディスアスリアの治療です。

1）失語症の言語治療

図2は失語症の言語治療の流れです。

この図に示してあるように、急性期から言語訓練期、さらに社会適応期に応じてさまざまな働きかけをします。表3は、それらのアプローチの内容です。

これらのうち、刺激促通法とも呼ばれる「刺激法」はアメリカのSTであるWepman（1951）によって提唱され、同じくSTのSchuellら（1964）によって集大成された失語症の言語治療の伝統的な技法です。前に述べたように、統制された強力な感覚刺激（特に聴覚刺激）を反復して与えることによ

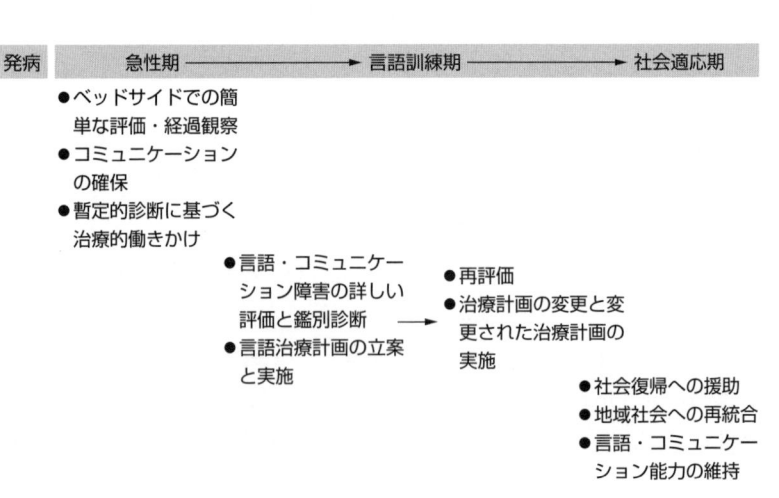

発病	急性期	→ 言語訓練期	→ 社会適応期
	●ベッドサイドでの簡単な評価・経過観察 ●コミュニケーションの確保 ●暫定的診断に基づく治療的働きかけ	●言語・コミュニケーション障害の詳しい評価と鑑別診断 ●言語治療計画の立案と実施	●再評価 ●治療計画の変更と変更された治療計画の実施 ●社会復帰への援助 ●地域社会への再統合 ●言語・コミュニケーション能力の維持

図2　失語症治療の流れ

（出典：笹沼澄子・編：リハビリテーション医学全書11　言語障害　第2版. 医歯薬出版, 2001, p58）

第6章　言語障害の治療

表3　失語症者への治療アプローチ
(出典：綿森淑子：実用コミュニケーション能力検査（CADL）と失語症の訓練について．失語症研究 13：191-199，1993)

Ⅰ　機能障害に対する「治療」的アプローチ 　　1　刺激法 　　2　認知心理学的アプローチ Ⅱ　能力障害に対する「代償」的アプローチ 　a　代償手段の獲得訓練 　　1　ジェスチャー訓練 　　2　描画訓練 　　3　その他のストラテジーの利用訓練 　b　代償手段の使用訓練 　　1　PACE 　　2　拡大コミュニケーション・システムの利用など Ⅲ　社会的不利に対する「環境改善」的アプローチ 　　1　家族に対するコミュニケーション技能の訓練 　　2　ボランティアのコミュニケーション・パートナーとの交流など

（Ⅱ・Ⅲは実用性重視アプローチ）

り，患者の言語機能の再編成を促進しようとするものです．具体的には，STが聴覚刺激（話しことば）や視覚刺激（文字や絵）を繰り返し与えて，患者の反応を促します．

DavisとWilcox（1985）は，刺激法とはまったく異なる視点に立つ治療法としてのPACE（Promoting Aphasic's Communicative Effective）を開発しました．これまでの訓練方法は，STから患者への一方通行性を特徴としており，言語機能障害を改善することに重点を置き，残存するコミュニケーション能力の利用にはほとんど注意を払いませんでした．長い間STとして臨床活動を行ってきたDavisとWilcoxは，使える能力を最大限利用することにより，「失語症者のコミュニケーション能力を促進すること」の重要性に気づき，この方法を開発しました．実際の方法は単純で，基本的には日常物品や人名などを表した絵カード，字カード，写真などを用い，相手にそれが何であるかを当てさせます．表4にこの方法の実際例を示してあります．

（1）では，「読ぶ」，「しんぶ」といった不完全な反応でもメッセージが伝

第6章　言語障害の治療

表4　PACE技法による訓練の例（T：治療士、P：患者）

---

(1) 音の誤りの顕著な症例の場合
T：（カードをふせたままで）ここにあるカードの名前を言ってください。
P：このカードですか。
T：そうです。1枚ずつめくって私に見せないで、そのカードの名前を言ってください。
P：これですか。
T：そうです。私に見せないでね。
P：えーと、これは、読む、読むもので……、えーと、しんぶ……
T：新聞ですか。
P：そうです。

(2) 重度な症例の場合
T：どんな方法を使ってもいいですから、ここにあるカードに何が書いてあるか、私に伝えてください。
P：話す、話す……（＋電話をかけるジェスチャー）。
T：話すこと？　電話ですか。
P：（うなずく）

(3) 軽度な症例の場合
P：この人は、マンガに出てきます。
T：マンガの主人公ですか。
P：そうです。
T：どんな人か、もう少し説明してください。
P：女の人です。えーと、ちょっとあわて者で……
T：髪の毛が、こういうスタイルの（＋ジェスチャー）。
P：そうそう。
T：魚とか貝とかに関係のある……
P：そうです。
T：サザエさんですか。
P：当たりです。

わっていることがわかります。(2)では、コミュニケーション手段として話すことの他にジェスチャーが用いられて、効果を上げていることがわかります。(3)では、情報の受け手（T）のフィードバックの仕方が効果的です。

コラム　失語症状改善の大脳生理学的メカニズム

　多数の失語症学者が失語症状の改善過程に関するさままざな仮説を提出しています。それらの仮説を整理すると、およそ以下の4つに大別できます：①周辺領域の神経細胞の機能回復説、②脱抑制説、③他の領域による機能代行説、④機能の再編成説。

　各説の概略は以下の通りです。

1) 周辺領域の神経細胞の機能回復説

　損傷を受けて死んだ細胞の周辺にあって一時的に機能を中断された神経細胞・線維が、浮腫（はれ）と局所貧血の消失などに伴って本来の機能を回復すると考える説で、これは神経生理学的に妥当な説であり、いわゆる自然治癒ないし自然回復の一大根拠とされています。

2) 脱抑制説

　この説では、まず脳の損傷は機能的に関連のある領域における急激な機能の抑制ないし混乱、いわゆる機能解離（ダイアスキーシス：diaschisis）をもたらすという前提に立ち、失語症状の回復過程とはこの抑制がとれることに他ならないと考えます。たとえば、部位AとBとが神経線維を通じて機能上密接な関係にある場合に、部位Aが急激な損傷を受け破壊されると、部位Aだけでなく部位Bの機能も一時的に抑制されます。しかし、時間の経過とともに、AとBとが統合的に果たしていたすべての機能をとりもどすことは不可能であるにしても、破壊されていない部位Bの機能は完全に回復してくるので、両者が統合的に果たしていた機能には全体としてある程度の改善がみられます。この過程は脱抑制と呼ばれます。

3) 他の領域による機能代行説

　この説は、損傷以前は部位Aが果たしていたある機能を、Aと共同で果たしていた部位A'、もしくは、それまでまったくその機能を果たしていなかった部位B（ただし、2つの部位間に何らかの対応関係がある）が果たすようになると仮定するものです。

　脳のどの部分が機能を代行するかについては、3つの説があります。

（1）損傷部周辺による機能代行説

　脳の局所的な損傷によって、ある部位のある機能が失われるが、損傷部位の周辺にはその機能に関係する細胞が相当数残っているため、残された部分が組織を再統合して破壊された部分の機能を代行するという考えです。この

説は後に述べる機能再編成説とも関係があります。
　(2) 劣位半球による機能代行説
　この説は、劣位半球も言語機能を潜在的に有しているという仮定に基づき、優位半球の言語機能は劣位半球によって代行されると考えるものです。
　(3) 下位レベルの神経構造による機能代行説
　この説は、高位レベルの神経構造が損傷を受けると、より下位のレベルの神経構造が前者の果たしていた機能をある程度代行するようになると考えるものです。しかし、皮質損傷による言語機能の障害が皮質下領域の機能代行によって回復することを裏づけるデータは、これまでに報告されていません。
　4) 機能の再編成説
　この説は、脳損傷後、残存する部分の神経構造に関してダイナミックな再編成がなされ、機能が回復するというものです。
　たとえば、Wepman (1951, 1953) は、失語症の回復過程とは、皮質内に存在する病的状態によって障害された皮質の統合能力を再び確立する過程であると述べています。さらに、皮質機能の統合は、感覚刺激により神経活動を促進させることによって達成されるという刺激・促通の原理を提出しています。また、Schuell ら (1964) は、失語症の回復過程は神経系の再編成の過程であり、脳におけるパターンの構成・貯蔵・回収機能を促進するうえで感覚刺激の反復が不可欠であると述べています。
　機能の再編成説は、訓練による回復ならびに自然回復の双方を説明しようとするものですが、前の3つの説に比べると、神経生理上のメカニズムを明確に示していないという弱点を有していました。しかし、近年の脳機能回復のメカニズムに関する研究、特に、中枢神経系内の発芽現象の研究は、脳損傷後、形態学的に全く新しいシナプスがヒトの中枢神経系（脊髄レベル）においても形成されること、ならびに、単なる形態だけの変化でなく機能の変化も伴うことを確認しています（たとえば、Finger と Stein 1982）。
　上田 (1983) も指摘しているように、このような研究成果は、「マクロ」のレベルでの機能の再編成説に対する「ミクロ」のレベルでの強力な裏づけを与えるものであると考えられます。同時に、正しい機能回復訓練が、局所的には無方向的に起こりうる発芽現象を正しく「方向付ける」ために重要な役割を演じる可能性も高く、このことに関しては、黒田 (1996) も、失われた機能への入力を繰り返し行うことにより、活動依存的に特定のシナプスが補強され、神経回路全体が再構成され、軸索側枝の発芽により形成された補償

第6章　言語障害の治療

> 的回路から、機能的に正しい出力が生ずる可能性があると述べています。しかし、発芽現象は、実験室での手術による損傷後に生じるものであり、臨床の場での自然の損傷とは一線を画すべきものです。また、発芽現象という形態的変化とヒトの言語症状の回復との関係についての解明は、いまだ、ほとんど手つかずの状態であり、機能の再編成説の妥当性が実験的にも証明されたといえる段階ではありません。
> 　さらに、Kertesz（1984）が機能の再編成説について指摘しているように、新しい回路の成立には動機づけ、学習、環境といった心理的な過程の関与も重要であるとすれば、これらの要因を考慮に入れた検索が必要であり、機能再編成説を証明することは簡単ではありません。
> （参考：Finger S, Stein DG: Brain damage and recovery; Research and clinical perspectives. Academic Press, 1982；黒田洋一郎：脳の高次機能修復と再生のメカニズム．失語症研究16：1-8, 1996；Kertesz A: Neurobiological aspects of recovery from aphasia in stroke. International Rehabilitation Medicine 6: 122-127, 1984；Schuell H, Jenkins J and Jimenez-Pabon E: Aphasia in adults. Harper and Row, 1964〈笹沼澄子，永江和久・訳：成人の失語症：診断・予後・治療．医学書院，1971，復刻版：医学出版ビューロー刊，2000〉；上田　敏：中枢神経障害における機能回復のメカニズム〈上田　敏，千野直一，岩倉博光・編：リハビリテーション基礎医学〉．医学書院，1983, pp148-164；Wepman JM: Recovery from aphasia. Ronald Press, 1951；Wepman JM: A conceptual model for the process involved in recovery from aphasia. Journal of Speech and Hearing Disorders 18: 4-13, 1953）

2）ディスアスリアの言語治療

ディスアスリアの言語治療の流れは、図3の通りです。

ディスアスリアの治療は、大きく機能障害への働きかけと能力障害への働きかけに分けることができます（表5）。

（1）機能障害への働きかけ

構音器官の筋力低下、運動範囲の制限、麻痺、協調運動障害に対して直接的な働きかけを行います。具体的な方法は、表6～9に示しました。

こうした訓練に加えて、機器を用いる訓練も有効です。第5章の検査機器の説明箇所で紹介したダイナミック・パラトグラフは、検査器具としてだけでなく、舌の運動機能改善および舌音の構音改善訓練にも用いることができます。

第6章　言語障害の治療

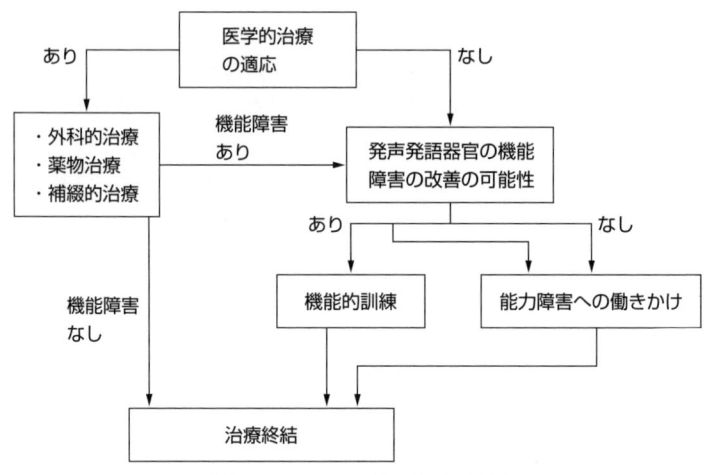

図3　ディスアスリア治療の流れ
（出典：福永真哉，伊藤元信：第17章　構音障害の評価〈田川皓一・編「神経心理学評価ハンドブック」〉．西村書店，2004，pp179-187を一部改変）

表5　ディスアスリアの訓練項目

機能障害への アプローチ	呼吸訓練 発声訓練 共鳴訓練 構音訓練 （嚥下訓練）
能力障害への アプローチ	発話訓練 発話代行装置使用訓練

表6　ディスアスリア訓練技法　①唇の痙性を抑制する訓練

目　的：唇の痙性を抑制し、唇音産生を容易にする
対　象：ディスアスリア患者のうち、唇の痙性が強いために唇の閉鎖が困難で、唇音の産生が困難な者
手続き：①治療者が手指で唇に小刻みな振動を与え、痙性を抑制する
　　　　②治療者の手指による触覚的情報を与えることに加えて、鏡を用いて視覚的フィードバック情報を与え、感覚−運動経験をさせる
注意事項：口腔、顔面、頸部の痙性や異常な運動パターンや異常反射を抑制して行う

第6章 言語障害の治療

表7　ディスアスリア訓練技法②　低緊張の舌の促通訓練

目　的：舌の緊張を高め、舌の運動を促す
対　象：ディスアスリア患者のうち、舌の緊張が低いため舌の動きが悪く、舌音産生が困難な者
手続き：①舌を水、刷毛、手指などを使って直接刺激し、神経・筋を促通する。たとえば、氷で冷やしたガーゼで包んだ舌圧子で舌を軽く刺激する
　　　　②舌根部を舌圧子などでリズミカルに叩く
　　　　③治療者の手指もしくは舌圧子による抵抗運動課題を行わせる。具体的には、治療者が患者の片側の頬の上に人差し指と中指を置き、患者に頬の内側から舌尖に力を入れて、できるだけ長い時間押させる。治療者は指でこの動きに対して反対の力を加える。また、患者に舌圧子を上下の切歯で平らに噛ませ、できるだけ力を入れて舌尖で舌圧子を押させる
　　　　④治療者の手指による触覚的情報を与えることに加えて、鏡を用いて視覚的フィードバック情報を与え、感覚－運動経験をさせる
　　　　⑤舌圧子で中舌を圧迫し、奥舌を挙上させる。この練習は、/カ/構音時の奥舌の動きの準備となる
　　　　⑥舌圧子で奥舌を下方に圧迫し、この状態で/k/音を出させる。この方法により、圧迫の方向と逆の方向に奥舌の緊張が高まる
　　　　⑦舌を前方に出させ、治療者が舌圧子で舌の中央部をこする。このことにより、舌の中央部がへこみ、舌の縁部が形成され、舌尖を使う音の産生の準備となる
　　　　⑧舌の先で舌圧子を舐め上げさせる。これは/r/音産生のための舌の準備となる
　　　　⑨舌尖の挙上ができない場合は、舌尖を舌圧子やスプーンなどで直接刺激する。舌圧子で挙上運動を介助する。舌尖に衛生ボーロなどつぶしやすい食物を乗せ、舌尖で押しつぶさせるなどの方法により、舌尖の挙上を促す
　　　　⑩患者に口を開けさせ、治療者は親指と人指し指の間に挟んだガーゼで、患者の舌を軽くつかみ、次に、しっかりと中程度の強さで舌先を前方に引っ張る。治療者は舌がそれ以上は出なくなるまで前方に引っ張り、数秒間保持する。次に、舌をつかみ前方へ引っ張った後、ゆっくり中程度の力を入れて一方の口角へもっていき数秒間そこで保持する。次は、ゆっくり反対方向の口角に動かし、数秒間保持する。こうした左右運動を30秒間行う
注意事項：口腔、顔面、頸部の痙性や異常な運動パターンや異常反射を抑制して行う

第6章 言語障害の治療

表8 ディスアスリア訓練技法③ 唇の自動運動訓練

目　的：唇の運動の巧緻性を高める
対　象：ディスアスリア患者のうち、唇の運動に制限がある者
手続き：①患者に歯を軽く噛み合わせたまま、唇だけを開閉させる。上下の歯の間に小さな薄い紙を挟み、それを落とさないようにしながら唇を開閉させる
　　　　②歯を軽く噛み合わせたまま、唇をとがらせ、次いで後退させる。この動作を交互に行わせる
注意事項：口腔、顔面、頸部の痙性や異常な運動パターンや異常反射を抑制して行う

表9 ディスアスリア訓練技法④ 構音訓練

目　的：目標の言語音を意図的に産生できるようにする
対　象：特定の語音の産生が困難なディスアスリア患者
手続き：基本的には、まず目標音を産生するための一連の動作（例：/p/→唇を閉じて頬をふくらませ口腔内圧を高めた後に急激に唇から呼気を放出する。/t/→口を開き舌の先を上の前歯の裏に力を込めて押しつけ、勢いよく舌尖をはじき気味に離す）を誘発させる。具体的には治療者と患者が鏡に向かって並んで座り、舌と唇を中心とした構音器官の動きを見せながら、模倣させる。必要に応じて構音の仕方を図示したり、自分の構音器官の動きに伴う筋運動感覚に注意を向けさせたりする。なお、舌音（主として、舌先音、奥舌音、前舌硬口蓋音）については、舌と口蓋の接触状態を表示できるパラトグラム（リオン社製、松下電器産業製）を用いた構音練習が有効である

　　　　すべての音が困難な場合は、母音から始める。次に、安定して出せるようになった母音と、比較的容易な唇音を組み合わせたCV音節（子音＋母音）である「マ、ミ、ム、メ、モ、パ、ピ、プ、ペ、ポ、バ、ビ、ブ、ベ、ボ」から始める。同様にして、唇音と母音からなる音節数の少ない単語（例：ママ、パパ、前、網、今、馬、絵馬、雨、パン、梅、豆、メモ、芋、桃など）の練習を行う。治療者が発音するとおりに模倣させる

　　　　次の段階では、より難しい子音と母音を組み合わせたCV音節を治療者の発音するとおりに模倣させる。音節は日本語における音声産生面の最小単位であり、この段階で構音運動操作に習熟させておくことが、より長い音節数の単語への導入を容易にする

150

第6章　言語障害の治療

　　　　基本的音節形であるCV音節および音節連鎖であるVCV音節（母
　　　音＋子音＋母音）で正しい構音操作が随意にできるようになったら、
　　　単語での練習に移るが、一般的には、音節数の少ない短い単語で、
　　　かつ、該当音以外に未修得の音を含まない音構成の語から始める。
　　　音構成については、誤りの生じにくい音の組み合わせから始め、次
　　　第に難しい音の組み合わせの語へと訓練を進める
　　　　絵カードや実物の呼称、復唱などのドリル的なものから始め、な
　　　ぞなぞに応えるといった、より日常の発話条件に近い状況での産生
　　　へと進める
　　　　単語の段階で正しい構音操作が維持されるようになったら、短文
　　　での練習を行う。訓練の目標音が多く含まれる訓練用の文を用意し、
　　　繰り返し産生させる。音読練習が最も簡単で一般的な方法である。
　　　次第に長い文や会話での練習を導入し、確立された正しい構音操作
　　　の習熟を図る
注意事項：リラックスした状態で練習させる。構音器官が緊張している場合
　　　　　は、意図的にあくびをさせたり、ため息をつかせたり、肩の力を
　　　　　抜かせたりして、緊張をほぐす
　　　　　構音検査の結果に基づき、構音しやすい音から次第に難しい音
　　　　に進ませることが大切である
　　　　　発話材料の長さについては、例外なく、短いものから長いもの
　　　　に移る。目標音が80％以上正しく出せるようになったら、次の
　　　　音に移る

（2）能力障害への働きかけ

　機能障害を完全に治すことは不可能です。そのため、残された機能の範囲でコミュニケーション能力を高める工夫が必要です。

　能力障害へのアプローチとしての発話訓練は、発話速度を下げる、重要な語句を強調するなどの練習を通じて、発話明瞭度を上げるものです。発話訓練の具体的な方法は、表10～12の通りです。

6. 言語障害の改善

　言語障害は言語治療によって改善するのか、改善するとしたら改善率はどのくらいか、といった質問がSTに投げかけられることがよくあります。

第6章　言語障害の治療

表10　ディスアスリア訓練技法⑤　音や音節を強調して発話させる訓練

目　的：音や音節の構音動作を強調して行わせることによって、話し言葉の明瞭度を改善する
対　象：軽度から中等度のディスアスリア患者のうち、単音節、単語レベルの構音は可能だが、文レベルで誤りが認められる者
手続き：①患者に訓練の目標音（または、目標音節）を提示し、普通に言わせた場合の発話サンプルと、強調した構音動作で言わせた場合の発話サンプルを聞かせ、訓練の目的を説明する
　　　　②単音、音節、単語、句、文の順に進む
注意事項：患者の誤り音に対する自己修正能力が高まるようにする。発話速度を遅くさせる訓練と並行させてもよい

表11　ディスアスリア訓練技法⑥　発話速度を遅くさせる訓練

目　的：発話速度を遅くさせることによって、話し言葉の明瞭度を上げ、異常度を下げる
対　象：ディスアスリア患者のうち、発話速度が速いため構音が不明瞭になる者
手続き：①まず、患者自身に発話速度の異常を自覚させる。自覚させる方法としては、テープレコーダーを用いて患者の発話サンプル（自由会話、復唱、音読など）を聞かせる
　　　　②次に、以下のような方法で訓練する
　　　　　　指を折りながら発話させる
　　　　　　メトロノームに合わせて発話させる
　　　　　　句読点の箇所で息継ぎをさせる
　　　　　　手の動作に合わせて発話させる。膝、机、椅子などを手の平や指などで叩きながら発話させる
注意事項：徐々に外部の手がかりをなくしていく

　失語症の言語治療効果についてはすでに多くの報告がなされており、自然治癒では説明できない言語治療効果があることが確かめられています。しかし、障害をインペアメント（形態・機能障害）とディスアビリティー（能力障害）とに分けて、両者の改善状況を比較した報告は見あたりません。
　筆者は、かつて勤務したリハビリテーションセンターで対応した言語障害

第6章 言語障害の治療

表12 ディスアスリア訓練技法⑦ 代償構音の訓練

目　的：構音器官の運動障害のために通常の方法では産生できない音を代わりの方法で出させる
対　象：構音器官の運動機能に限界があるため、通常の方法では特定の音を産生できない構音障害患者
手続き：①最初に患者がどの音が出せないかを確認する
　　　　②目標音に近い音を産生させるために患者の構音器官のどの部分が利用できるかを検討し、代償方法を決める
　　　　③選択した代償方法を図示したり、鏡を使ったりして説明する。一般的な代償方法は下記のとおりである
　　　　　1）唇の運動制限のために /p//b//m/ 音の産生が困難な場合→上唇に舌尖をつけた後に、勢いよく舌尖を弾くように離す
　　　　　2）舌尖の運動制限のために /t//d//n/ 音の産生が困難な場合→上唇に下の前歯をつけた後に、勢いよく歯を弾くように離す
　　　　　3）舌根の動きはある程度保たれているが軟口蓋の麻痺のために /k//g/ 音の産生が困難な場合→構音点を前方にずらし、舌根を勢いよく軟口蓋に接触させる
　　　　　4）軟口蓋の動きは正常であるが舌根部の運動制限があり /k//g/ 音の産生が困難な場合→咽頭後壁を勢いよく軟口蓋に接触させる。具体的には、喉の奥に引っかかった魚の骨を勢いよく吹き飛ばすようにイメージさせる
　　　　　5）舌尖の巧緻性の低下などのために /s//dz/ 音の産生が困難な場合→舌尖を上下歯の間に挟み、英語の /th/ 音に近い音を出させる

者のうち、言語治療を行った失語症例と構音障害例のインペアメントとディスアビリティーの改善状況を比較してみました。

　対象は、表13の通りで、筆者が言語訓練を行い、訓練前後に言語検査を実施した失語症34例と構音障害18例です。構音障害例は、ディスアスリア、発語失行症、舌摘出後の構音障害、その他の構音障害を含みます。

　失語症のインペアメントは、「失語症鑑別診断検査（老研版）」で評価し、ディスアビリティーは「実用コミュニケーション能力検査（CADL検査）」で評価しました。

　各症例ごとに、訓練開始時と訓練後に筆者が実施した失語症鑑別検査と

第6章　言語障害の治療

表13　筆者が取り扱った症例の内訳

障害	評価のみ	評価＋訓練	計
失語症	30	38（34）	68
構音障害	46	23（18）	69
その他	9	3	12
計	85	64（52）	149

（　）内が分析対象

　CADL検査の成績を比較し、有意な改善を示す例が何例あるかを調べました。有意差の検定は、比の差（岩原1964）を用いました。

　構音障害のインペアメントについては、「単音節復唱構音検査（日本語100音節）」で評価し、ディスアビリティーについては、「単語明瞭度検査」（伊藤1992）で評価しました。各症例ごとに、訓練開始時と訓練後に筆者が実施した両検査の成績（前者は正答率、後者は明瞭度）を比較し、有意差を、比の差のテストおよびMann-Whitney Uテストで検定しました。

　表14は、失語症者の改善状況を示してあります。この表からわかるように、34例中24例（71%）で統計上有意な改善が認められます。インペアメントとディスアビリティーがともに改善した症例が全体のほぼ半数を占めている一方で、インペアメントとディスアビリティーともに不変の症例が3割弱存在します。

　表15は、構音障害者の改善状況を示してあります。この表から、18例中16例（90%）で統計上有意な改善が認められます。なお、インペアメントとディスアビリティーがともに改善した症例が56%を占めており、インペアメントとディスアビリティーがともに不変例およびディスアビリティー悪化例は1例ずつで、対象とした構音障害者全体の1割程度です。

　一般に、ディスアスリアの改善率は失語症のそれに比べると低いと考えられていますが、発語失行症など比較的訓練効果が見込める症例が含まれていたため、改善率が高くなったものと思われます。

　失語症と構音障害に共通して言えることですが、インペアメントとディスアビリティーのいずれも改善しない場合でも、言語訓練・家族指導を通じて

第6章　言語障害の治療

表14　失語症者の改善状況

	症例数	割合
インペアメントとディスアビリティーが改善	16	47
インペアメントのみ改善	4	12
ディスアビリティーのみ改善	4	12
インペアメント、ディスアビリティーとも不変	10	29
計	34例	100%

表15　構音障害者の改善状況

	症例数	割合
インペアメントとディスアビリティーが改善	10	56
インペアメントのみ改善	3	17
ディスアビリティーのみ改善	3	17
インペアメント、ディスアビリティーとも不変	1	5
ディスアビリティーが悪化	1	5
計	18例	100%

　コミュニケーションがとりやすくなったり、本人あるいは家族の障害受容に結びついたりすることがあります。そのような変化が得られるだけでも、言語治療を行う意味はあります。

　対象者数が少ないので、断定的なことは言えませんが、この結果は、言語治療による改善率についてある程度の示唆を与えるものです。

〈質問〉
1）自然治癒はなぜ起こるのだと思いますか？
2）言語治療効果を測定する時には、どのようなことに留意すべきでしょうか？
3）小児の機能性構音障害が治りやすいのはなぜだと思いますか？

〈お勧めの本〉
伊藤元信，笹沼澄子・編：新編　言語治療マニュアル．医歯薬出版，2002．

金子芳洋・編：食べる機能の障害　その考え方とリハビリテーション．医歯薬出版，1995．
才藤栄一，向井美恵・監修：摂食・嚥下障害リハビリテーション　第2版．医歯薬出版，2009．
笹沼澄子，他：失語症の言語治療．医学書院，1978．
ヨークストン KM・編（伊藤元信・監訳，富永優子・訳）：拡大・代替コミュニケーション入門　医療現場における活用．協同医書出版社，1996．

〈引用文献〉

ベイゲット（http://www.bayget.com/）パソコンソフト教材「言葉の散歩」．2005．
Davis CA, Wilcox MJ: Adult aphasia rehabilitation; Applied pragmatics. College-Hill Press, 1985.
福永真哉，伊藤元信：第17章　構音障害の評価（田川皓一・編：神経心理学評価ハンドブック）．西村書店，2004, pp179-187．
長谷川恒雄：脳血管障害のリハビリテーション；種々の臨床症候と機能改善について．リハビリテーション医学6：143-147, 1969．
伊藤元信，笹沼澄子・編：新編　言語治療マニュアル．医歯薬出版，2002．
伊藤元信：単語明瞭度検査の作成．音声言語医学33：227-236, 1992．
岩原信九郎：新しい教育・心理統計　ノンパラメトリック法．日本文化科学社，1964．
笹沼澄子：失語症患者のリハビリテーション－職業復帰状況追跡調査の結果に見られる問題点－．音声言語医学13：26-34, 1972．
笹沼澄子・編：言語障害　第2版．リハビリテーション医学全書11．医歯薬出版，2001．
シュールH，他（笹沼澄子，永江和久・訳）：成人の失語症　診断・予後・治療　復刻版．医学出版ビューロー，2000．
綿森淑子：実用コミュニケーション能力検査（CADL）と失語症の訓練について．失語症研究13：191-199, 1993．
綿森淑子，他：実用コミュニケーション能力検査．医歯薬出版，1994．
Wepman JM: Recovery from aphasia. Ronald, 1951.

第7章
言語障害の改善事例

　以下は、ある実習施設での、実習学生とベテランの臨床実習指導者（スーパーバイザー）の会話である（学：実習学生、ス：スーパーバイザー）。

学「先生、言語障害は一般的に改善しにくいと言われていますが、本当ですか」
ス「確かに、障害にもよるが、改善までに時間がかかるし、まったく障害がなくなるほど改善する例は少ないね。しかし、短期間で見事に改善する障害が一つあるよ」
学「それはどんな障害ですか？」
ス「学校で習ったと思うが、機能性構音障害という小児の発音の障害は、原因がわからないけど、新人のSTでも半年くらいで完全に治せるよ」
学「そういった完全に治る障害は、他にはないんですか？」
ス「子どもや青年が丸呑みすることがあるが、それは障害と言っていいかどうかわからないけど、短期間でちゃんと咀嚼して嚥下できるようになるね。どうして丸呑みするようになって、長く続くのかはわからないんだよ。そういう点では、機能性構音障害と似ているね。どちらも、脳、神経、筋肉などに異常がないので、治りやすいのかもしれないね」

第 7 章　言語障害の改善事例

学「成人の失語症も治るんですか」
ス「失語症にはいろいろな種類があり、障害の重さも患者さん一人一人で異なるから、一概には言えないけど、一般的には治ったと言える状態までに快復する例は少ないね」
学「でも、この前お会いした患者さんの奥さんの話ですと、失語症になってから短い期間でどんどん良くなったらしいです」
ス「確かに、発症から1か月くらいの期間には、失語症状のめざましい改善が起こる場合があるけど、それは多分自然治癒による改善だと思うよ」
学「自然治癒については、失語症の講義で少し習いました」
ス「その講義で説明があったかもしれないが、たとえば、指を怪我すると、怪我したところだけでなくかなり広い範囲が腫れて熱っぽくなるよね。それと同じような状態が脳の中で起こるために、影響を受けた脳の機能が一時的に低下するんだけど、腫れが引くと共に機能が元に戻るんだ。失語症の自然治癒のメカニズムは、実際はもっと複雑だが、簡単に言うとそれに近いことが起こるんだよ」（第6章のコラム「失語症状改善の大脳生理学的メカニズム」参照）
学「だとすると、発症直後は言語訓練をする必要はないんですか？」
ス「いや、そんなことはないよ。発症後の早期から言語訓練を開始すれば、効果が大きいという研究データも発表されているよ」
学「でも、自然治癒の効果と、言語訓練の効果を見分けるのは難しいですね」
ス「うん、それは良い点に気づいたね。確かに2つの効果を見分けるのは難しいけど、いろいろな研究方法が開発されているよ。興味があったら、言語障害の研究について書かれている本や、論文を読んでみるといいよ」
学「吃音は大人になると治らないんですか」
ス「吃音は、昔から良く知られている言語障害で、アメリカでは多くの研究が行われているけど、未だに原因がわからない。言って

みれば、不思議な言語障害だよ。しかし、はっきりしていることは、どもり始めた子どもの場合は良く治るけど、どもり始めてから10年、20年経った大人の場合は、こんがらがった糸を解きほぐすのに時間がかかるのと同じように、症状を改善するためにかなりの時間が必要で、しかも、治りにくいと言えるね。アメリカの言語障害学のパイオニアの多くが、吃音者だったそうだよ。彼らは、大学で言語障害学を教えながら、自分のことばの障害を直すための治療方法を開発するための研究をしたりしていたけど、自分のどもりは治せなかったようだよ」

学「そんな偉い先生でも、自分のどもりが治せないんですか」

ス「そう。でも、そのような先生の中には、学生に講義する時に、最初に、〈私はどもりです〉と言うんだそうだ。そうして、平気でどもりながら講義を続けるんだそうだ。これは一種の開き直り、カミングアウトと言えるよね。治療を通じて、吃音症状を改善することが出来なくても、自分のことばの障害をそのような形で受け入れて、生きていけるようになれば、それは言語治療の効果と言えるんじゃないかな」

学「言語障害の改善ということ一つを取り上げても、いろいろな側面から考える必要があるんですね」

ス「そうだ。言語障害学は、守備範囲が広いだけではなく、奥も深いんだよ。それだけ魅力ある学問だと言えるね」

学「わかりました。僕も、もっともっと専門書や文献を読んでみたくなりました」

　この章では筆者が担当して改善が認められた事例をくわしく報告します。

〈Aさん〉
　26歳、男性、製造工場勤務。2歳の時に口蓋裂の手術をA市のA病院で受けました。以後、追加の手術も言語訓練も受けずに成人しました。高卒後現

在の会社に工具として就職しましたが、同僚や上司などとのコミュニケーションが困難なため、25歳の時にB市のB病院で、口蓋と唇の追加の手術を受けました。

　B病院の紹介で、1991年3月に筆者が勤務していたリハビリテーションセンターを受診し、言語評価を受けました。評価方法・内容は、構音検査、25音節明瞭度検査、単語明瞭度検査、会話明瞭度判定と、ファイバースコープ、X線ビデオ、エレクトロパラトグラフによる舌、咽頭、喉頭の運動観察です。

　検査結果は、表1の通りで、要約すると下記の通りです。
①中等度から軽度の開鼻声と呼気の鼻漏れによる子音の歪み。
②主として、/k, t, p, s/音で声門破裂音化、有声子音（特に、/g, d, z/音）で二重構音化（それぞれの音の構えにほぼ相当する唇や舌の動きに、声門破裂音が加わっている）、および、主として、/s, z, n, t/音で舌を歯の間ないし唇の位置に持ってくる。
③会話明瞭度は5段階の4（よくわかるが時にわかりにくいことばがある）と3（話す内容がわかっていればどうやら理解できる）の中間程度。
④25音節明瞭度は29.3％、単語明瞭度は55.0％。
⑤ファイバースコープとX線ビデオによる観察では声門破裂音化する音の産生時に、声門と咽頭の中間のあたりが緊張し、声道が狭まる。

　この検査結果を受けて、B病院で手術を受けた後、言語面の再評価を行い、言語訓練の適応ありと判断し、下記の内容の言語訓練を行いました。

　　訓練目標：/タ/行音、/ダ/行音、/サ/行音、/ザ/行音、/カ/行音、/ガ/行音、/ジャ、ジュ、ジョ/、/キャ、キュ、キョ/、/ギャ、ギュ、ギョ/産生のための正しい舌の位置を学習させ、正しい発音に導く。

　　訓練方法：無声舌尖音→無声奥舌音→有声舌尖音→有声奥舌音→拗音の順で、発音練習しました。なお、途中から、エレクトロパラトグラフを用いて、正しい舌の位置を学習させました。CV音節から開始し、VCV音節、2〜3音節語へと進みました。試行数の約8割で、各音が正しい舌の位置で産生できるようになってから、次のステップに移行しました。具体的な訓練手続きは、柴

第7章　言語障害の改善事例

表1　Aさんの初診時言語評価報告書

初診時言語評価報告書

鼻咽腔喉閉鎖機能・言語検査の結果は以下の通りである。
1. 鼻咽腔閉鎖機能
   軟口蓋・咽頭側壁とも動きは良好だが、軟口蓋の長さが短いため咽頭口蓋間距離が大であり、鼻咽腔閉鎖不全となっている。
   ブローイング時（ソフト・ハードとも）には、呼気の鼻漏出は認められないが、発音時にはほとんど全ての音で鼻漏出が見られる。
2. 発声・構音・明瞭度
   (1) 鼻咽腔閉鎖不全のための共鳴・構音の異常
       中程度～軽度の開鼻声と鼻漏れによる子音の歪み（鼻音化、弱音化）。
   (2) 構音操作の異常
       ほとんどの音に関して声門破裂音ないし二重構音（それぞれの音の構えにほぼ相応する唇や舌の動きに、声門破裂音が加わっている）が認められる。なお、無声子音（特に、/k, t, p, s/）では声門破裂音化、有声子音（特に、/g, d, z/）では二重構音化の傾向が強い。加えて、/s, z, n, t/音などで舌を歯間ないし唇の位置に持ってくる。
       単音節・単語レベルでは、構音の誤り方が変動することがあるが、文、会話レベルでは誤り方はほぼ一貫している。
   (3) 発話明瞭度
       5段階の4（よくわかるが時にわかりにくい言葉がある）と3（話す内容がわかっていればどうやら理解できる）の中間。
3. 今後の見通し
   軟口蓋と咽頭側壁の動きは良く、鼻咽腔閉鎖不全は主として軟口蓋の長さが十分でないためであること、鼻咽腔閉鎖不全を補うための異常な構音動作（主として、声門破裂音化）が習慣化していることから、現状では言語訓練によるスピーチの改善は期待できない。
   スピーチ改善のためには、まず鼻咽腔閉鎖不全に対する形態面での処置（手術）が必要と思われる。
   手術後、言語面の再評価を行い、その結果に基づいて言語訓練の適用を判断する必要がある。

田貞雄他の『エレクトロパラトグラフによる構音訓練法』（リオン株式会社、1979）に準拠しました。

第7章　言語障害の改善事例

訓練頻度・時間：月1～2回（本人の仕事の都合で、これ以上は増やせませんでした）。1回45分程度。

訓練結果：図1はAさんの音節明瞭度、単語明瞭度、および会話明瞭度の改善の様子を示したものです。この図から明らかなように、音節明瞭度は手術直後は約30％と極めて低い値を示していますが、2年後には73％に改善しています。これは、一つ一つの音を正確に発音する練習を行った成果であると考えられます。音節明瞭度に比べると単語明瞭度の改善は55～85％へと緩やかですが、Aさんが話す単語の半分くらいしか相手に伝わらなかった状態から、8割は伝わるようになったことを意味しており、日常のコミュニケーションが改善していることがわかります。ただし、会話明瞭度は手術直後の段階3.5（「よくわかるが時にわかりにくいことばがある」と「話す内容がわかっていればど

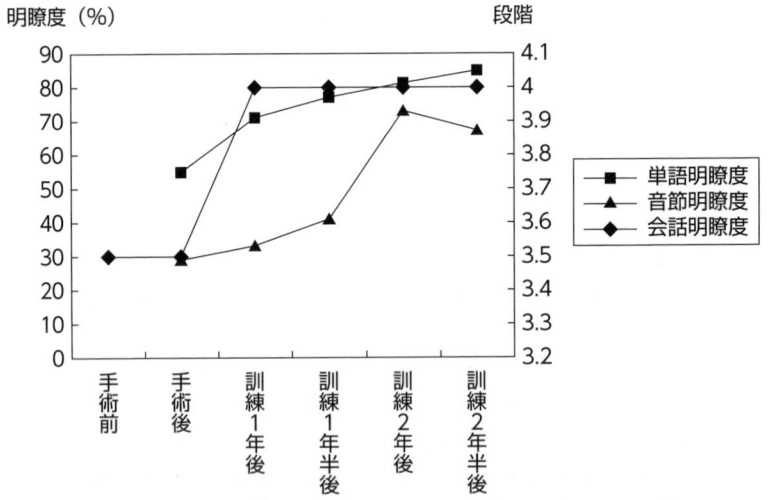

図1　Aさんの音節明瞭度、単語明瞭度、会話明瞭度の改善状況
会話明瞭度は、作図の都合上、5を「誰が聞いてもよくわかる」、4を「よくわかるが時にわかりにくい言葉がある」、2を「ときおりわかる言葉がある」、1を「まったくわからない」、に変換してある。本文中でも同様に数値を変換してある

第7章　言語障害の改善事例

うやら理解できる」の中間程度から、段階4（よくわかるが時にわかりにくいことばがある）に上昇していますが、段階5（誰が聞いてもよくわかる）には到達しませんでした。

〈Bさん〉

69歳、男性。外傷性脳内出血（飲酒後、駅の階段から転落し、左頭部を打撲）。手足や発声発語器官の麻痺はありません。CT上、左側頭葉から頭頂葉にかけて広範囲の病変が認められます（図2）。

他の施設での言語訓練の経験はありません。発症後3か月経過した時点で筆者が勤務するリハビリテーションセンターを受診。受診時の言語評価結果のまとめは表2の通りです。

改善の見通しはあまり良くなかったのですが、発症後の期間が短かったこと、本人と家族の希望が強かったことから、外来通院により週2回の頻度で言語訓練を行うことにしました。

具体的な訓練内容は、①単語→動作絵叙述文の書き取り→音読訓練（絵カードを見せながら、徐々に聴覚刺激を減らしていく）、②指示理解課題による聴覚的理解訓練、③PACE技法によるコミュニケーション能力の促進訓練、④宿題形式による漢字・仮名単語の書字練習です。これらのうち、特に①が有

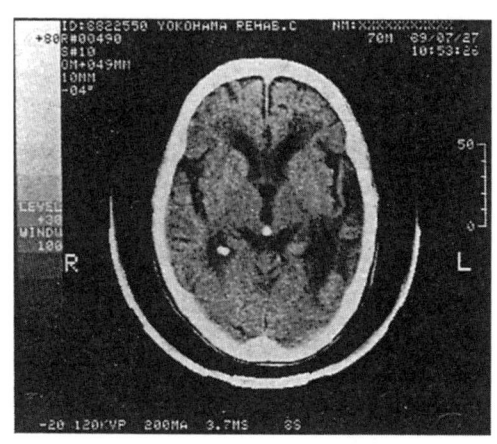

図2　BさんのCT画像（発症後1年）

第7章 言語障害の改善事例

表2 Bさんの初診時の言語評価結果まとめ

1. 失語症が認められる。
2. 発話は流暢だが、全く意味をなさないジャーゴン（目標語からかけ離れた意味不明の音の連結）が主体であり、かつ、聴覚的理解面の障害があることから、ウェルニッケ型（感覚性）失語と考えられる。しかし、聴覚的理解の障害は中等度であり、この点やや非典型である。
3. 発話の障害は重度で、呼称、語想起、動作絵の叙述、自由会話時にジャーゴンが頻出した。しかし、自分の名前や住所の一部、挨拶語などは正しく表出することがある。単語や文の復唱は可能。
4. 聴覚的把持力は、中等度に障害されている。
5. 読解力は中等度～重度の障害（音読は、文レベルで可能）、書字力と計算力は重度の障害である。自発書字は、漢字・仮名とも錯書（文字の選択・系列化の障害による書き誤り現象）が著しいが、単語の書き取りは漢字、仮名とも良好である。
6. 実用コミュニケーション・レベルは2（大半援助）である。

問題点
1. 発症後3か月経過しているが、発話面の障害が依然として重度であり、コミュニケーションに重度の制限がある。
2. 失語のタイプから予後が不良であり、訓練効果は余り見込めない。
3. やや病識を欠いている。

効でした。なお、訓練初期にはジャーゴン症状がきつく、PACE技法はうまく実施できませんでした。

　1989年1月（3か月の訓練後、発症後6か月半経過）と7月（約9か月の訓練後、発症後1年経過）に言語機能の再評価を行いました。図3は初回評価時と7月の再評価時の結果を比較した老研版失語症鑑別診断検査のプロフィールです。

　初回評価時からほぼ満点であった「音読」以外のすべての項目で明らかな改善が認められます。これらの改善は実用コミュニケーション能力（CADL）検査上にも反映され、コミュニケーション・レベルは、2（大半援助）から4（実用的）に上昇しました。

　表3は、老研版検査の下位検査の一つである「情景画の口頭叙述」検査に

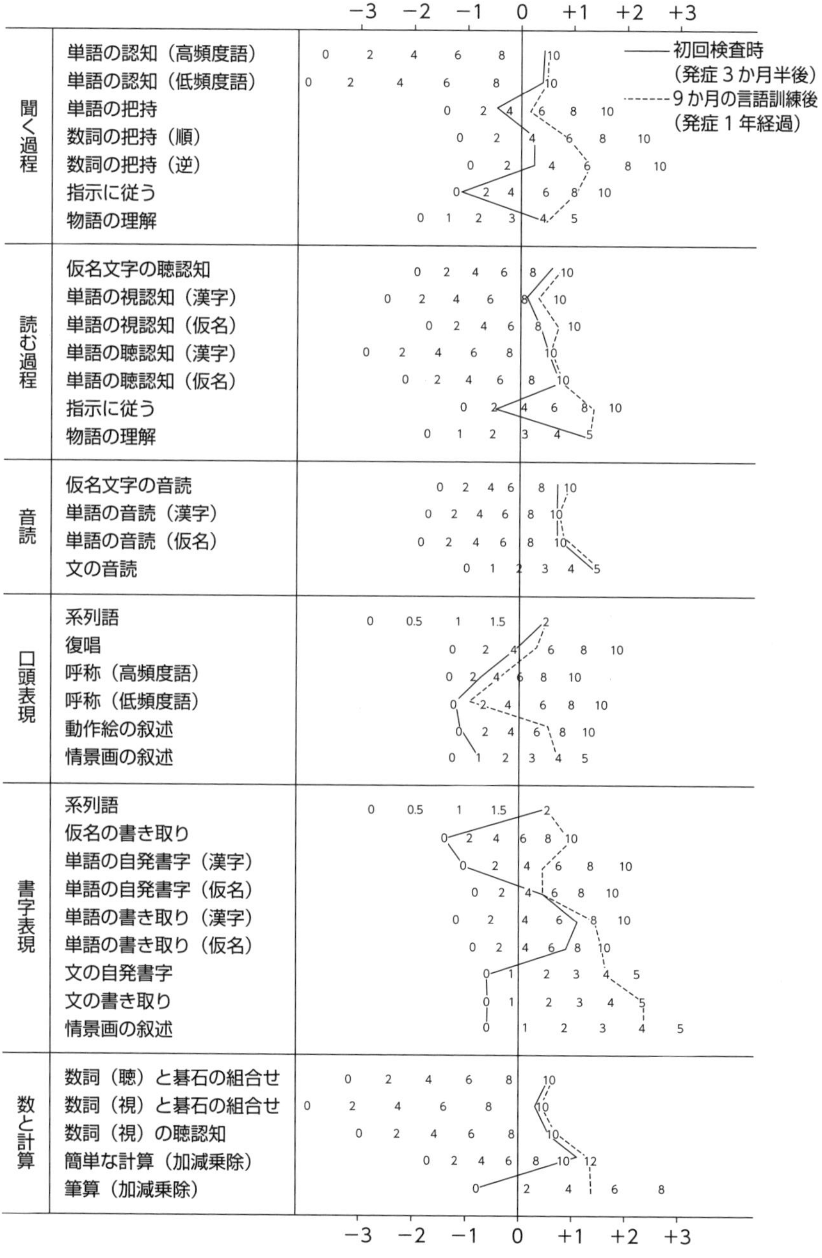

第7章　言語障害の改善事例

図3　Bさんの初診時と再評価時の失語症検査結果の比較

第7章 言語障害の改善事例

表3 「情景画の口頭叙述」検査に対するBさんの初回評価時と再評価時の反応の比較

①初回評価時（発症後3か月半経過）
　「これは、いちにん、いちにん、かんじん、かんじん、いちみんぜんぶがいて、女、男、母と、いーえ、くに、くにと、すすみですか、ふね。その3人、えー4人のしんべん、しんめんか、ふねのなかにいて、ほんなのなかにいて、そのなかで、ほんなの、ほんなのこが、さびびをしゅうた。つうみしたり、つうみんしたり、あるいは、はーいか、おやじが、おやじが、おやじがおゆびしたり、おんなの、こきが、ふねにぬったり、ね、あったり、おお、おおくびが、自分のふねのなかからとんでで、おりてきたり（男の子が新聞を持ってきた）、あるいは、あの、ほねの、ふすずのからたみの、からたみ、かみじつの、かぶちをけまきしたり、こくをとったり（テーブルの上のもの）、あるいは・・・とび、とび、うじ・・えー、つま・・ふじ、くじつじの、くじのはげ、はげてる、くじつい・・ついたり（扇風機？）、あるいは、くずぬい、くずぬぎのせんを（テレビ？）・・すたてて、これをよ、よぼね、よばったり、ひじの、ごじぶちを、よくしめ、あの、よじたり、ふりをよ、よつ、よつぐったり、あるいは、し、ぶみのむくいしの、すくいしつが、はんぶん、はんずいしてある。まかむい、まぬいたの、よそったり」（4分）

②約9か月の言語訓練後（発症後1年経過）
　「この中には、お父さん、と、お母さん、それから、女の子と男の子・・・それが、あの、います。で、おと、女の子は・・・・・電話をつけて、わ、かけています。その上に、えー・・・・・その机の上には、花があります。男の子は、ドアを開けています。男の人、えー・・・・・男の人は、はを、わー、いや・・・・・男の人は・・・・・とぼ、あの、たべ、たべを、すっています（タバコをすっている）。男の人は・・・・・椅子に座っています。・・・この前の、この前にある・・・ものには（テーブルには？）・・・・・・・・・・・・かみ、えー・・自分たちが飲む水や・・が・・・・・・・・・・・・そのそばには、猫が、ね、ねそって、ねて、そばにいます・・・・・・・・・」（5分）

・・・：発話が途切れている箇所（・印の多い方が、沈黙が長い）。

対するBさんの初回評価時と再評価時の反応を比較したものです（参考までに、図4に検査で使う情景画を示してあります）。
　図5は、老研版検査の「情景画の書字説明」検査に対するBさんの初回評

第7章　言語障害の改善事例

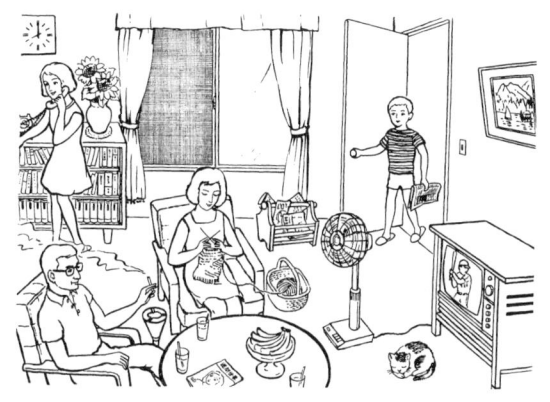

図4　老研版失語症鑑別検査の「情景画」
（出典：笹沼澄子，他：失語症の言語治療　付＝鑑別診断検査・治療絵カード．医学書院，1978）

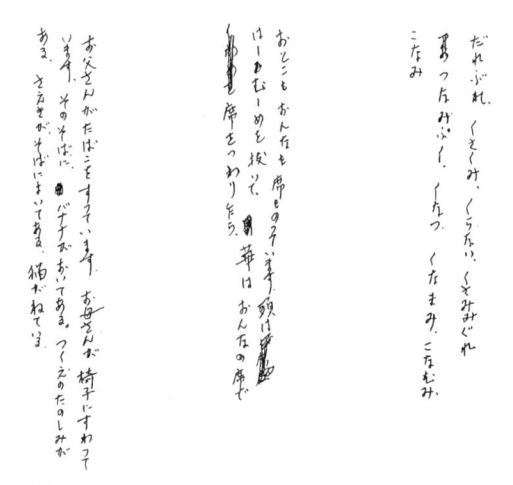

図5　Bさんの「情景画」の書字描写の変化（右：初回評価時、中：3か月の訓練後、左：約9か月の訓練後）

価時と2回の再評価時の反応を比較したものです。両者から、ジャーゴン・錯書症状が激減しているのが明らかです。

　初回評価時、ジャーゴン症状がきつく病識（病気についての自覚）も欠いており、予後は不良と予測しましたが、話すことの障害と、書くことの障害の顕著な改善が得られました。その結果は、実用コミュニケーション能力検

167

第7章　言語障害の改善事例

査上にも反映され、コミュニケーション・レベルが2（大半援助）から4（実用的）に上昇しました。特に注目すべきは、発症後6か月半経過した時から発症後1年経過した時までの期間での発話・書字面の改善が著しい点です。

　なお、Bさんの場合、訓練前のCTが入手できず最近のCTとの比較ができませんが、発症3日後のCTについての担当医の記述から判断すると、発症直後から言語訓練を開始するまでの間に、病巣部位・範囲に関して大きな変化が生じたとは考え難いです。

　Bさんの言語機能改善の神経心理学的メカニズムを辰巳（1988）の単語情報処理のモデル（図6）に従って考えてみます。

　Bさんの場合、①自発書字不能でしたが、単語の書き取りが可能であった、②漢字・仮名単語さらには短文の音読がほぼ正確にできた、③単語レベルの意味理解は、漢字・仮名とも良好であったが、自発発話でのジャーゴン、自発書字での錯書が顕著であったことから、図中の「意味抽出」から「音韻表示生成」ならびに「文字表示生成」の回路（図中、×印を付けてある回路）がうまく働いていなかったと考えられます。聴覚刺激と絵を組み合わせて書

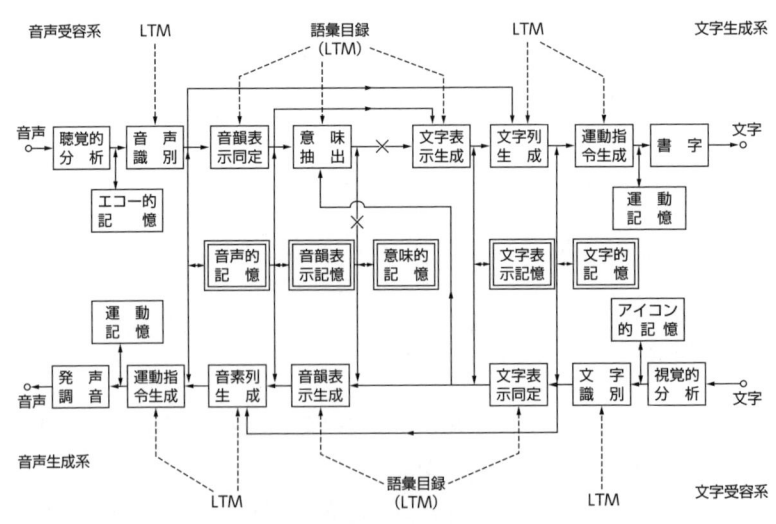

図6　単語情報処理の機能的モデル

（出典：辰巳　格：失語症への情報処理モデル的アプローチ：失語症例に対する文字の読みと書字の訓練．音声言語医学 29：351-358，1988）

第7章　言語障害の改善事例

字訓練ならびに音読訓練を行った（絵を見ながら、その絵を表す単語ないし短文の書き取りを行った）ことが、×印を付けた回路の活性化をもたらしたものと推測されます

〈Cさん〉

51歳、男性。脳梗塞（入浴中に発作）。右片麻痺（軽度）。発症後2か月のCT上、左中大脳動脈領域に広範囲な病変が認められました（図7の上）。他のリハビリテーション施設で4か月間言語訓練を受けた後に、筆者の勤務するリハビリテーションセンターを受診。受診時の言語評価結果のまとめは、表4の通りです。

外来通院により、週3回の頻度で言語訓練を実施。具体的な訓練内容は、①発音練習（2モーラ語から開始）、②単語、短文の復唱→書き取り、③グループ訓練、④家庭での発音練習、でした。これらのうち特に、①と④に力を入れました。

3か月の訓練後（発症後8か月半経過）と約8か月の訓練後（発症後1年2

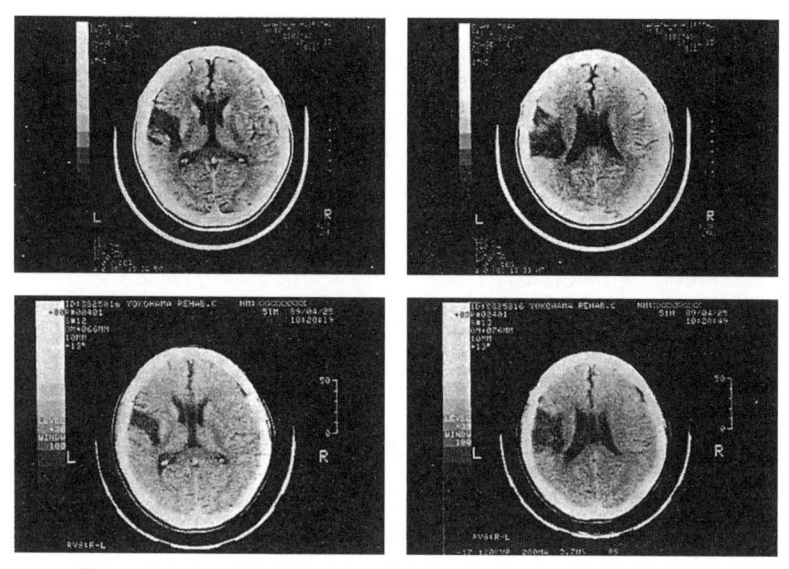

図7　CさんのCT画像（上：発症後2か月、下：発症後1年）

第7章　言語障害の改善事例

表4　Cさんの初診時（発症後5か月半）の言語評価結果のまとめ

1. ブローカタイプの失語症が認められる。
2. 発語失行症による発音の誤りが顕著なため、話し言葉による意志伝達が困難であり、話す側面の障害は中等度～重度である。
3. その他の側面（聞く、読む、書く、計算する側面）の障害は軽度～中等度である。
4. 軽度～中等度の口腔顔面失行が認められる。
5. 声の高さが51歳の男性としては、やや高い（本人、妻とも病後いくぶん高くなったことを認めている）。

問題点
　他の側面の障害の改善は顕著だが、発語失行症の発音障害の改善は遅れており、今後もこの障害は残る恐れがある。

か月経過）に言語機能の再評価を行いました。初回評価結果と約8か月の訓練後の評価結果を比較した老研版検査のプロフィールを図8に示しました。「音読」と「口頭表現」の検査項目での改善が著しいことがわかります。

　表5は老研版検査の「情景画の口頭叙述」検査に対するCさんの初回評価時と2回目の再評価時の反応を比較したものです。発音の誤りが減少しているのがわかります。

　単語明瞭度も、60.3％から89.7％に上昇しました。

　これらの改善はCADL検査上にも反映され、コミュニケーション・レベルは4（実用的）から5（自立）に上昇しました。

　初回評価時、発語失行症による発音の障害が中等度から重度であり、この障害の予後はあまり良くないと予測しました。しかし、他の側面の障害の改善はほぼプラトー状態に達しましたが、発音の障害は改善を続け、特に、発症後8か月半の時点から1年1か月半の時点までの期間の改善が著しいです。なお、発症後1年のCT（図7下）と発症後2か月のCT（図7上）を比較しても、変化は認められません。

　Cさんの発音の障害は、図9の発話過程のモデルに当てはめると、レベル3の「発話運動の企画過程」の障害と考えられます。失語症と合併する症状

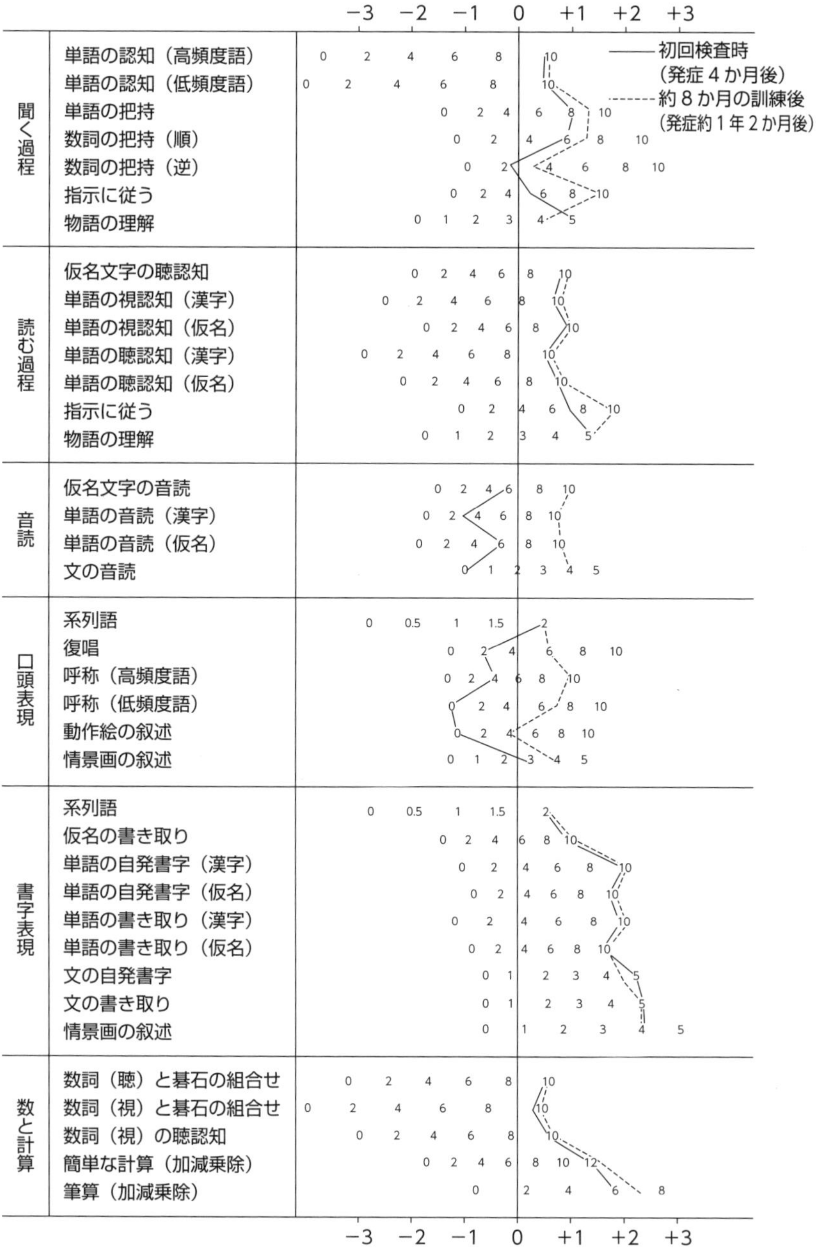

第 7 章　言語障害の改善事例

		−3　−2　−1　0　+1　+2　+3	
聞く過程	単語の認知（高頻度語） 単語の認知（低頻度語） 単語の把持 数詞の把持（順） 数詞の把持（逆） 指示に従う 物語の理解		──── 初回検査時 （発症4か月後） ------ 約8か月の訓練後 （発症約1年2か月後）
読む過程	仮名文字の聴認知 単語の視認知（漢字） 単語の視認知（仮名） 単語の聴認知（漢字） 単語の聴認知（仮名） 指示に従う 物語の理解		
音読	仮名文字の音読 単語の音読（漢字） 単語の音読（仮名） 文の音読		
口頭表現	系列語 復唱 呼称（高頻度語） 呼称（低頻度語） 動作絵の叙述 情景画の叙述		
書字表現	系列語 仮名の書き取り 単語の自発書字（漢字） 単語の自発書字（仮名） 単語の書き取り（漢字） 単語の書き取り（仮名） 文の自発書字 文の書き取り 情景画の叙述		
数と計算	数詞（聴）と碁石の組合せ 数詞（視）と碁石の組合せ 数詞（視）の聴認知 簡単な計算（加減乗除） 筆算（加減乗除）		

図8　Cさんの初回評価結果と約8か月の訓練後の老研版失語症鑑別診断検査結果の比較

第7章　言語障害の改善事例

表5　老研版失語症鑑別診断検査の「情景画の口頭叙述」検査に対するＣさんの初回評価時と２回目の再評価時の反応（括弧内は目標語）

①初回評価時（発症後5か月半経過）
　「お、おせえ、おれえさん（お姉さん）が、えんわ（電話）をしたいる。おんまそ（本箱）のうえに、ほけ、わの、あびんが、の、あびんが、の（花瓶の）花がいきて（活けて）いる。おそうさん（お父さん）が、さばこ（タバコ）をすっている。お、お母さんが、あみものをしている。少年が、おあに（部屋に？）さいっていいる。お、おそうさんが、あ、あきうのおうそう（野球の放送）を、見ている。よ、えんぷうき（扇風機）が、あかって（回って）いる。ア、ナ、ナ、アナナ（バナナ）が、な、ある。お母さんとおそうさん、が、ジュースを飲む。そけて（時計）は、さ、さ、はしじ（8時）。・・・それから、しゅう、あの、そこうさんのせいふす（テーブル）のあうに（前に）、しゅうかんてかい（週刊世界）のおん（本）が置いてある。少年あ、しんむん（新聞）を持っている。あげ（壁）に、絵が掛かっている。な、あ、あな、まの（窓）に、カーセン（カーテン）が、し、し、あ、ある。・・・・・・・さ、さ、さみん（花瓶）は、しまあり（ひまわり）のさな（花）がいきて（活けて）いる。・・・・・・・・おそうさんは、えがね（眼鏡）をさ、あけて（掛けて）いる。」（3分51秒）

②約8か月の訓練後（発症後1年1か月経過）
　「お父さんが、テレビを見ながら、さ、タバコをすっています。お母さんが、編物をしております。それから、おれえさん（お姉さん）が、電話を、さ、かけています。少年が、ドアーをあきて（開けて）入ってきたとこりぇ（ところ）です。お母さんとお父さんのテ、テーブルには、の、コップには、ズ、ジュースが、あいって（入って）います。それから、とのソ、セーブル（そのテーブル）には、マナナ（バナナ）がおいて、あ、あります。猫が、います。それから、お、お父さんは、テベ、テレビの野球を見て、います。それから、おれえさんのかけている電話のう、上には、い、いまわり（ひまわり）の花がいけてあります。にじ、に、きーこく（時刻）は、8時です。それから・・・それから、部屋の上に、絵が掛かっています。それから、カーセン（カーテン）は、さ、さりゅう（左右）に閉じ、いま、まずめて（まるめて）あります。それから、部屋の中には、本立があります。」（3分31秒）

　・・・：発話が途切れている箇所（・印の多い方が、沈黙が長い）。

のうち、失語症とは性質が異なる障害については、その障害の改善に焦点を合わせて特別な訓練が必要であること、そうした訓練を行うことによって訓

第7章　言語障害の改善事例

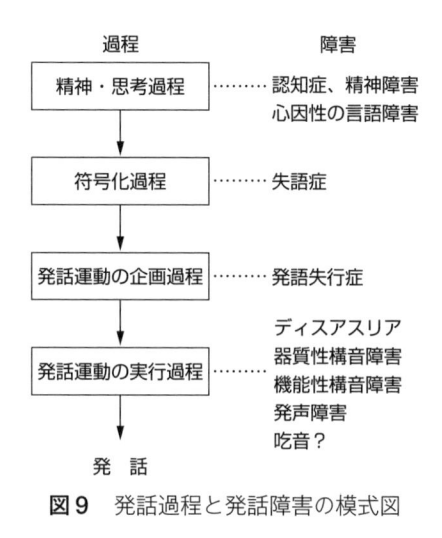

```
      過程                    障害
  ┌─────────┐
  │精神・思考過程│……… 認知症、精神障害
  └─────────┘        心因性の言語障害
       ↓
  ┌─────────┐
  │ 符号化過程  │……… 失語症
  └─────────┘
       ↓
  ┌─────────────┐
  │発話運動の企画過程│……… 発語失行症
  └─────────────┘
       ↓              ディスアスリア
  ┌─────────────┐  器質性構音障害
  │発話運動の実行過程│……… 機能性構音障害
  └─────────────┘  発声障害
       ↓              吃音？
      発　話
```

図9　発話過程と発話障害の模式図

練効果が見込めることをCさんの発音の障害の改善は物語っています。

〈D君〉

　17歳、男子。普通高校3年生。1歳2か月の時、熱性けいれんによる痙性四肢麻痺と構音障害が出現し、某病院に入院。退院後、小児の医療施設で痙性麻痺に対する訓練を受けました。四肢麻痺は改善しましたが、ことばの障害が残り、就学前は小児福祉施設で、就学後は小学校の言語治療教室で、ことばの訓練を受けました。最近、高校での就職相談時に、手帳診断を勧められ、筆者の勤務するリハビリテーションセンターのリハ科を受診しました。リハ医の診察では、神経学的には異常は認められず、四肢・体幹機能にも異常なしと判断されました。本人は自分のことばを気にしており、母親も「赤ちゃんみたいな話し方はおかしいので、改めるようにいつも言っている」とのことでした。

　検査結果をまとめると以下の通りでした。

　　①軽度から中等度の構音障害が認められる。

　　②会話明瞭度は比較的良い。特に、構音の誤りのパターンを把握すると何を話しているのかかなり良くわかる。しかし、単語の明瞭度は低い。

コラム　失語症とうつ（鬱）

　Cさんは、言語治療を受けるために、筆者の勤務するリハビリテーションセンターに通い始めるとともに、週3回の頻度で会社に出るようになりましたが、家庭では自室に閉じこもり家族との交流を避けていました。

　こうしたうつ状態を改善するために、言語訓練途中から他の病院の精神科での治療を受けるようになりました。しかし、抗うつ剤の服用は拒否していました。こうした問題をかかえながらも、言語訓練に対する意欲はあり、週3回の訓練日には休むことなく、きちんと通って来ました。

　最終的に、Cさんは抗うつ剤の服用もするようになり、仕事の内容は営業から事務的作業に変わりましたが、うまく職場復帰しました。

　Cさんのように前頭葉損傷の失語症者にうつが比較的高い頻度で出現するという報告もありますが、これについてはデータは十分とは言えません。

　また、後頭葉性失語症者の場合は、自分の深刻な言語障害にいったん気づくと、反応性うつ状態が生じることが良く知られています（ベンソン 1983）。

　なお、発症からの時期とうつの出現との関係については、急性期よりも発症後数年経った回復期や慢性期の方が出現頻度が高いという報告があります（Smollan and Penn 1997）。

　いずれにしても、うつは失語症からの回復に影響を与えることは間違いありません。

　うつ状態の失語症者にとって、家族など周囲の人たちやSTなどのコメディカルスタッフによる積極的な支持は欠かせません。また、グループ治療への参加も、大変有益である場合が多いことを、ベンソンも指摘しています。

（参考：ベンソン DF〈笹沼澄子, 伊藤元信, 他・訳〉：失語・失読・失書. 協同医書出版社, 1983；Smollan T, Penn, C: The measuremnt of emotional reaction and depression in a South African stroke population. Disability and Rehabilitation 19: 56-63, 1997）

③主な構音の誤りは/サシスセソ/の/タチツテト/への置き換え、有声音/d//g//b/の無声音化、/ケ/の/テ/への置き換えである。
④構音器官（顔面、下顎、唇、舌）の動きがぎごちない。特に、舌の挙上・降下・指定した場所への移動などの意図的な動作が困難。これは、運動麻痺よりも失行の要素が強い。しかし、舌の突出時に右側への偏

寄が認められたことから、麻痺の存在も否定できない。
⑤発語失行症の最大の特徴である「構音の誤りの非一貫性」はほとんど認められないため、発語失行症とは言い難い。
⑥発話速度は遅いが、声や抑揚には問題はない。
⑦構音の誤りと発話全体のぎごちなさから、幼い子どもの話し方に近い印象を聞き手に与える。
⑧聴覚機能には異常はない。
⑨WISC知能検査の結果は、言語性IQ79、動作性IQ60未満、全検査IQ64であり、知的機能が低く、普通高校の授業についていくことがかなり困難であろうと推測される。
⑩以上の状態であるが、「身障手帳には該当しない程度」である。

言語訓練は、夏休み中で時間が取れるため、集中的に行いました（表6に、訓練スケジュールを示してあります）。

訓練結果の一部を、表7と図10に示してあります。

表7は、訓練前後の明瞭度判定結果です。図10は、訓練ターゲットとした3種の音群の正反応率の変化を示したものです。これらから、構音障害が著明に改善していることがわかります。

このD君の結果は、幼児期に誤った構音動作を習得し、その動作が長い期間に習慣化した場合でも、適切な構音訓練の方法を用いて集中的な訓練を行えば、正常な構音動作をごく短期間に再学習することが可能であることを示

表6　D君の訓練スケジュール

1日目	初期評価（45分）
	構音訓練セッション1（15分）
2日目	構音訓練セッション2（45分）
3日目	構音訓練セッション3（55分）
4日目	構音訓練セッション4（55分）
5日目	構音訓練セッション5（55分）
6日目	構音訓練セッション6（30分）
	WAIS実施（90分）
7日目	再評価（45分）

第7章 言語障害の改善事例

表7 D君の訓練前後の明瞭度判定結果

	訓練前	訓練後
会話明瞭度	5段階の2（よくわかるが時にわかりにくい言葉がある）	5段階の2
単語明瞭度	48.1%	73.6%

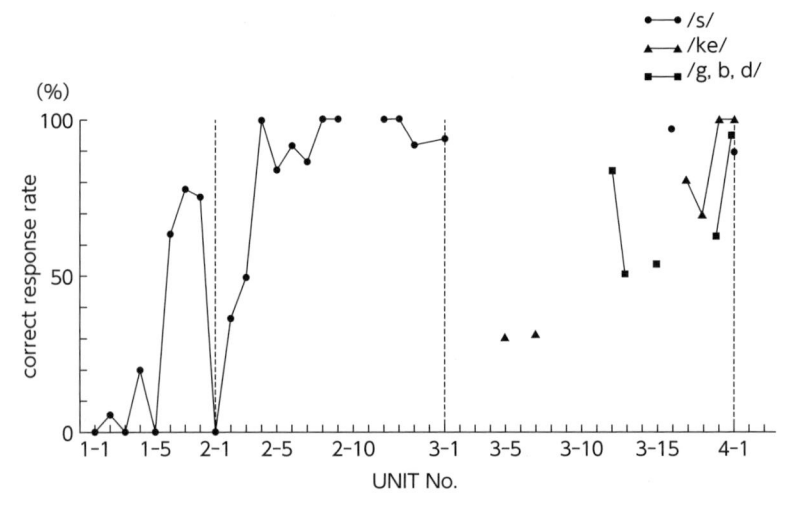

図10 D君の訓練ターゲットとした3種の音群の正反応率の変化
横軸：訓練ユニット、縦軸：正反応率、縦の線：セッションの区切り目。なお、/s/音群には /ʃi/ が含まれている

しています。

〈Eちゃん〉

1歳1か月、男児、反対咬合（軽度）、アデノイド肥大、首のすわり3か月、1歳で独歩、身長70cm、体重10kg、生後6か月から離乳、現在離乳後期。

　　食物形態：キザミ、少し柔らかめ
　　間食：一日2回お煎餅
　　発話あり、座位・歩行可
　　歯：上下前歯4本ずつ

第7章　言語障害の改善事例

最近、幼稚園の先生に丸呑みと言われた。

〈食事観察結果〉

茹でて細かく刻んであるブロッコリー、片栗粉でとろみ付けした白身魚、胚芽米を柔らかめに炊いたご飯をすべて丸呑み。

お煎餅は前歯でかじるが、すべて丸呑み。両頬のしわのより方が対称的（左右に舌が動いていない証拠）。

〈指導〉

①大根、カボチャ、人参を形のあるままで良く煮て、歯と舌の間に置き、舌の動きを引き出す。

②お煎餅は食べさせない。

③通常は現在の食形態で良い。

1か月後

柔らかく煮て形が残っている、カボチャ、人参、大根を、舌と歯の間に置くと、舌で上手に歯の側に移送し、咀嚼して嚥下する。

ご飯は丸呑み傾向。

玄米スープは、コップで上手に飲む。

あまり固くない玄米塩煎餅とウエハースを前歯で噛んで、舌で右側に移送して上手に咀嚼する。

〈指導〉

①ご飯は少し柔らかめに炊く。

②今までよりも少し固めの物を与える。

2か月後（初診から3か月後）（前回からの間に、<u>肺炎で15日間入院</u>）

〈食事観察〉

お粥：丸飲み

ビスケットは、うまく咀嚼し、舌で歯の方に移送する。

お茶は、コップで上手に飲む。

15日間入院して経口摂取しなかったが、咀嚼・嚥下機能は退行していない。

第7章　言語障害の改善事例

〈指導〉
　①退行していないので、心配ない。
　②食べ物を前回指導した形態に戻す。

3か月後（初診から4か月後）
　〈食事観察〉
　　少し柔らかめのご飯、里芋、大根、人参、豆腐バーガー、煮込んだキャベツを上手に咀嚼し嚥下する。
　　自分でスプーンないし手でつかんで食べる。
　〈指導〉
　　①今回持参したような食べ物をしばらく続ける。
　　②ご飯は固さをいろいろ変えてみる。
　　③スプーン食べ、手づかみ食べは、禁止しない。

5か月後（初診から半年後）
　ことばは、「まんま」、「きた」。
　体重は11kg、身長は83cm。

　ご飯、大根、鶏肉を良く咀嚼して嚥下する。舌の左右の動き活発。左右の頬のしわのより方が非対称（咀嚼時に舌が右と左に別々に動いている証拠）。
　玄米茶を上手に飲む。
　ビスケット、かなり固いお煎餅を時間をかけて良く噛む。
　涎が多い。

　ほとんどの食物を上手に咀嚼して嚥下するようになったので、今回で指導を終了。

　Eちゃんは発達上まったく問題のない健常児であるにもかかわらず、丸呑みが定着してしまったようです。普通のお子さんは、離乳時期を迎えると自

然に食べ物を舌で左右にふりわけて歯の上に乗せて咀嚼するようになります。しかし、ごくまれにEちゃんのように、おっぱい呑みのパターンが固定化してしまう場合があるようです。その場合に、お母さんが咀嚼を促そうとして、お煎餅やスルメのような噛みごたえのあるものを与えると逆効果で、子どもは咀嚼の仕方がわからないので、固い食べ物を目を白黒させながら丸呑みするようになります。Eちゃんの場合がまさにそうでした。このようなケースでは、Eちゃんに行ったように、歯で噛むとすぐにつぶれておいしい味が味わえるように食べ物の形態を工夫して、どちらかの側の舌と歯の間に置くと、偶然舌で歯の上に持って行くことがあります。そういった経験を何度かしていると、そのうちに意図的に上手に食べ物を舌で歯の上に移動させることができるようになり、上手に咀嚼して嚥下することができるようになります。このテクニックは、筆者が尊敬する昭和大学名誉教授で初代の日本摂食・嚥下リハビリテーション学会理事長の金子芳洋先生に教えていただきました。精神発達遅滞の青年の丸呑みもこの方法で、半年以内に治すことができました。

〈質問〉
1) Aさんは、どうして声門破裂音のような間違った発音の仕方を身につけてしまったのでしょうか？
2) Eちゃんは、なぜ丸呑みを続けていたと思いますか？

〈お勧めの本〉
東　正：なぜ行動変容の心理学なのか　ヒューマニズムとしてのオペラント．学習研究社，1983．
バンデュラ A・編（原野広太郎，福島修美協・共訳）：モデリングの心理学－観察学習の理論と方法．金子書房，1979．
ヨークストン KM，他（伊藤元信，西尾正輝・監訳）：運動性発話障害の臨床　小児から成人まで．インテルナ出版，2004．
Wolpe J: The practice of behavior therapy. Second edition, Pergamon General Psychology Series, 1973.

〈引用文献〉
ベンソン DF（笹沼澄子，伊藤元信，他・訳）：失語・失読・失書．協同医書出版

社，1983.
笹沼澄子，他：失語症の言語治療　付＝鑑別診断検査・治療絵カード．医学書院，1978.
柴田貞雄，他：エレクトロパラトグラフによる構音訓練法．リオン株式会社，1979.
辰巳　格：失語症への情報処理モデル的アプローチ：失語症例に対する文字の読みと書字の訓練．音声言語医学 29：351-358, 1988.

エピローグ

　マーガレットは、ミラー医師と相談しながら、メアリーを半年に1回外来でフォローしている。
　メアリーは、形成外科で皮膚の移植手術を数回受け、やけどの跡はほとんどわからなくなった。コミュニケーション機能と摂食・嚥下機能も順調に回復し、4歳の頃には健常児のレベルに追いついた。
　マーサは、70歳を超えたが、アリゾナ大学の教授として学生に講義をしたり、研究指導を行っている。そして、失語症友の会の例会にも欠かさず出席している。
　マーサは当分退職するつもりはない。アメリカの大学には日本の大学と違って、基本的に定年制がない。いつリタイアするのかアメリカの教授に聞いたところ、笑いながら、板書していて振り向いたら学生が一人もいないというようになったら、その時に辞めるべきだと教えてくれた。
　ジャッキーとスーザンは、2002年に筆者が大会長として宇都宮市で開催した「第8回日本摂食・嚥下リハビリテーション学会学術大会」で招待講演者として、素晴らしい講演をしてくれた。
　同じ年に、スーザンの著書『Endoscopic evaluation and treatment of swallowing disorders』の翻訳書が出版された（藤島一郎・監訳：嚥下障害の内視鏡検査と治療．医歯薬出版，2002）。
　その後、スーザンはアメリカ東海岸の名門校であるボストン大学の言語聴覚学科の教授に就任して、現在に至っている。
　ダグは、パデュー大学の言語聴覚学科の学科長に昇格した後、リタイアした。

おわりに

　アメリカ留学を終えて、日本に帰国してSTとしての仕事を始めて、STについての社会的認知度の低さに愕然としました。また大学で仕事をするようになって、高校の進路指導の先生方にお会いしたり、進学相談会で高校生諸君に接したり、高校に出向いて講義をしてみると、高校の先生や高校生がSTについてほとんど知らないということを痛感させられました。一方、アメリカではSTは社会的にしっかりと認知されています。たとえば、シカゴの学会に出席した時に、飛行機で隣の席に座ったアメリカ人とお互いに仕事の話をして、「I'm a speech language pathologist」というだけで、「それは素晴らしい仕事だ」ということばが直ちに返ってきました。また、オレゴン州の病院を訪問した折りに泊まった郊外のペンションのオーナー夫妻も、「素晴らしい。友達にもSTがいる」と言っていました。このようにアメリカではSTについて一般の人が良く理解しているだけでなく、社会的地位の高い専門職として認知されています。
　本書を通じて、STを目指して養成校に入学してきた学生諸君や、これから進学先を選ぼうとしている高校生の皆さんに言語障害学とSTの魅力を伝えることができれば幸いです。

付　録

付録　言語障害学の歴史と現況

1. 歴史

　言語障害学はアメリカにおいて最も著しい発展を遂げ、1世紀を超える歴史を有しています。表1に示すように、20世紀初頭の1908年に学校制度の中で最初の言語治療教室が設置され、早くも1920年には大学において専門家の養成が開始され、5年後の1925年には職能・学術団体であるASHAが結成されました。その後、臨床、教育、研究のすべての領域が飛躍的に発展しました。すなわち、全米の主要な大学ならびに大学院におけるSpeech Language PathologyとAudiologyの講座の設置、ASHA会員数の飛躍的増加、研究・学会活動の活発化、STの取扱う対象者の多様化など目を見張るような発展を遂げ、現在も言語障害学領域の世界のリーダーとしての位置を堅持しています。

表1　言語障害学の萌芽期

アメリカ	日本
・1908：Goldstein Central Institute for the Deaf 設立	
・1908：言語治療教室設置	
・1914：Scripture 大学スピーチ・クリニック設立	
・1920：大学での講座開設	
・Hawks：言語障害学博士第一号	
・1925：ASHA 設立	
	・1953：言語障害児判別基準
	・1953：言語治療教室開設
	・1958：国立ろうあ者更生相談所（後の国立聴力言語障害センター）設立

184

ASHAのホームページの最近の記載によれば、現在、会員数は135,000人とのことです。また、ASHAの会員向けのニュースレターであるthe ASHA leaderの比較的最近の号によれば、約250の大学の約350のプログラムがAudiologyとSpeech Language Pathologyの教育プログラムとして認定されているとのことです。これらはすべて修士以上の課程であり、そのうち半数は博士課程です。

　ASHAの会員の臨床・研究活動もますます盛んです。対象も、狭い範囲の言語障害領域から、頭部外傷、右半球損傷、認知症などによる言語・コミュニケーション障害、摂食・嚥下障害、認知・行動・コミュニケーションといった広い範囲の捉え方が必要な自閉症、学習障害、注意欠陥多動症候群といった障害にまで広がっています。

　一方、我が国では、第二次世界大戦以前は、言語障害児に対して何ら教育的措置はなされておらず、表1に示すように、1953年にアメリカの指導を受けてようやく当時の文部省が言語障害児の判別基準を示すに至りました。その後、教員養成大学での言語障害講座の開設、臨床機関としての国立聴力言語障害センターの設立、ST養成機関としての同センター附属聴能言語専門職員養成所（後の国立身体障害者リハビリテーションセンター学院聴能言語専門職員養成課程）の発足、研究機関としての東京大学医学部音声言語医学研究施設の開設、東京都老人総合研究所言語聴覚研究室の設置（表2）などが続きますが、アメリカと異なり、4年制大学でのSTの本格的な養成は1990年代まで待たなければなりませんでした。

　資格制度の成立に伴い、4年制大学から大学院に連なる形の養成が本格化することが期待されましたが、現在、STの養成を行っている4年制大学はわずかに16校であり、そのうち大学院の講座を有するものは4校のみです。

2. 我が国の言語聴覚士法成立までの経緯

　表1に示すように、1958年3月に国立ろうあ者更生相談所が発足し、4月から事業を開始しました。柴田（1995）によれば、この事業は、「身体障害者福祉法により定められた「ろうあ者更生施設」として(1)聴覚障害者及び音

付　録

表2　言語聴覚士法成立までの経緯

1963年：医療制度調査会が、PT、OT、ST等の資格制度化について答申
1971年：国立聴力言語障害センター附属聴能言語専門職員養成所発足
1972年：東京都老人総合研究所言語聴覚研究室の開設
1979年：国立身体障害者リハビリテーションセンター学院 　　　　ST養成課程発足
1997年：言語聴覚士法成立
1998年：日本言語聴覚士協会設立

声、言語機能に障害を有するものを収容し（入所）、その更生に必要な治療及び訓練を行い速やかな社会復帰を図る、(2) 外来者に対して、身体障害者福祉法の適用、年齢、原因、居住地域の如何を問わず、聴覚、音声、言語の機能に障害を有する全ての人々に必要な相談、検査診断、治療及び訓練を行いその障害の軽減を図る、の二つを目的とした」ものです。この施設の発足は、日本における聴覚・音声・言語障害の分野の発展の一つの礎であることは間違いありません。

　これより5年前の1953年に千葉県市川市立真間小学校に言語障害児および読書不振児のための通級式治療教室が開設されており、これが教育分野における言語聴覚障害への取り組みの開始でした。その後、言語障害児教育教員養成課程、臨時養成課程、特殊教育特別専攻科の設置がなされ、また、全国に言語治療教室と難聴学級が設置されるようになりました。

　1963年には、国際保健機関（WHO）の短期顧問Palmer博士が来日し、日本における、ろうあ者および聴覚、音声、言語障害者の厚生指導に関する報告を行い、言語および聴覚障害分野における指導者の養成はASHAの規定に準ずるべきであると勧告しました。この勧告を受け、医療制度調査会が厚生大臣に対して、「リハビリテーションに従事する専門職種として、機能療法士、物理療法士または理学療法士（PT）、職能訓練士または職能療法士（OT）、言語療法士（ST）、聴覚訓練士（AT）、弱視訓練士（ORT）等があるが、これらの者については、教育、業務内容の確立等その制度化を早急に図る必要がある（原文のまま）」ことを答申しました。この答申により、各職種につい

ての専門委員会が設置され、PTとOTについては1965年に、ORTについては1971年に資格制度が成立しました。しかし、STの資格制度の成立は、諸般の事情から1997年まで待たねばなりませんでした。

1964年には前述の国立ろうあ者更生相談所が、国立聴力言語障害センターと改称され、1971年には附属の聴能言語専門職員養成所が発足しました。この養成所は、日本のSTの最初の養成校です。

1975年には、「聴能言語の臨床、研究に従事するものが、互いに交流、研鑽し、資質を高め、聴覚言語障害学を推進し、地位の向上をはかり、もって聴覚言語障害の福祉に寄与すること」を目的に全国組織としての日本聴能言語士協会が設立されました（設立当時会員約70名）。この協会は、その後のSTの国家資格制度推進の中心団体として活動を展開しました。

1979年には、上述した国立聴力言語障害センターが解消され、国立身体障害者リハビリテーションセンターに統合されました。同時に附属の聴能言語専門職員養成所は学院聴能言語専門職員養成課程（学生定員1学年30名）となりました。

1986年に当時の厚生省は、「新たな医療関係職種の資格制度の在り方に関する検討会」（以下、検討会）を設置しました。検討会は当面、言語聴覚療法士、義肢装具士、臨床工学士、医療福祉士、補聴器士（いずれも仮称）の5職種について検討を行うことを目的としました。検討会に連動して、日本リハビリテーション医学会（以下、リハ学会）、日本耳鼻咽喉科学会（以下、日耳鼻）、日本聴能言語士協会（以下、聴言協会、1993年3月当時会員数約1,500人）、日本言語療法士協会（以下、療法士協会、1993年5月当時、会員数約1,000人）による4団体協議会（以下、4者協）が設置されました。そして、4者協の討議の結果、「言語聴能士（仮称）資格制度（案）概要」が作成され、検討会のST資格問題に関するヒアリングに供されました。検討会はこのヒアリングおよびその後の審議をふまえて中間報告を行いましたが、「その職務の領域を巡って一部ではあるが教育か医療か等の議論が残り、いま少し検討調整が必要である」とし、法案の国会上程は見送られました。

しかし、法制化が進まなかった真の理由は、いったん話し合いの席についた聴言協会が、前述のヒアリングにおける質疑応答をきっかけに、法制化反

対に態度を変えたためです。同協会によれば、厚生省案では、①既存の医療有資格者（看護婦、PT、OT）が1年の追加教育でSTの受験資格を得ることができる、②平衡機能検査をST業務に含める、③非医療機関（福祉、教育）で働くSTは現任者として認めない、④ST養成カリキュラムが医学中心である、ために受け入れ難いとのことでした。

　その後、同協会は、「診療の補助職」としての医療ST資格制度には反対の態度をとり続け、1989年には独自に「臨床言語士（ST）資格認定制度」を発足させました。これは、医療の場に限らず福祉や教育の場などを含むすべての領域のSTを対象とした制度ですが、国の資格・養成・保険制度とはまったく無関係の「当事者団体認定制度」でした。

　一方、医療STの資格制度推進派は、1988年に「医療言語聴覚士資格制度推進協議会」（以下、推進協。日耳鼻、リハ学会等25の学会、団体が参加。療法士協会は1990年に加盟）を結成し、厚生省へ強力な働きかけを行いました。なお、推進協は1989年以降毎年、「言語聴覚療法担当者認定講習会」を開催しました。これは、医師、歯科医師の指示の下に言語聴覚療法業務を通算5年以上経験した現任者を対象とする、述べ18日180時間（当初は、のべ15日114時間）の講習会でした。推進協は厚生省に対して、正式な資格制度の発足に際しては、講習会認定者に一定の評価を与える（例：国家試験受験資格を与える）ことを要望しました。加えて、関連病院長および関連診療科医長に対して、講習会認定者の処遇、採用への配慮を要望しました。推進協はさらに、1990年には医療ST養成校の認定制度を発足させました。

　以上の経過をたどりましたが、この時点では、ST国家資格制度法案の国会上程の動きはまったく見られませんでした。

　しかし、理学療法士・作業療法士法の成立に遅れること32年後の1997年12月に待望の言語聴覚士法が成立し、言語障害の専門家がようやく社会的に認知されました。こじれにこじれた糸がほぐれて法律が成立した最大のポイントは、条文のSTの定義に「医師や歯科医師の指示の下に業務を行う」ことは入れないという点にあります。

　理学療法士・作業療法士（PT・OT）法の第二条第三項は、「理学療法士（作業療法士）」について「厚生労働大臣の免許を受けて、理学療法士（作業療

法士）の名称を用いて、医師の指示の下に、理学療法（作業療法）を行なうことを業とする者をいう。」と定義しています。これに対して、言語聴覚士法第二条は、「言語聴覚士とは、厚生労働大臣の免許を受けて、言語聴覚士の名称を用いて、音声機能、言語機能又は聴覚に障害のある者についてその機能の維持向上を図るため、言語訓練その他の訓練、これに必要な検査及び助言、指導その他の援助を行うことを業とする者」と定義しています。理学療法士、作業療法士、歯科衛生士、臨床検査技師、衛生検査技師、診療放射線技師といったいわゆるコメディカルの業務を規定する条文の中にあった、「医師（歯科医師）の指示の下に」という文言が抜けており、第四十二条で「嚥下訓練、人工内耳の調整その他厚生労働省令で定める行為」に限って「医師又は歯科医師の指示の下に」診療の補助行為を行うと規定されたことは、日本のコメディカルの国家資格制定の歴史の中でまったく前例のないできごとです。これを受けて、STを「診療の補助職」として位置づける資格制度に長年反対してきた聴言協会が法律案に賛成しました。

　上で述べたように、ST法はコメディカルの法律としては画期的なものです。医師や歯科医師がいない状況下でも仕事ができる（PTやOTはできない）ため、STの業務範囲が医療の場に限定されず、福祉や教育の場にも及ぶことが法律上明記されたわけです。

　もう一つの争点であった受験資格について反対がなかったのは、法案上程の時点で、養成校の大多数が2年ないし3年課程の専門学校であり、これらの養成校の存在を無視することはできなくなったためです。

　STの資格制度が確立していなかったために、①STの保険診療点数が極めて低く（PT、OTの約1/3）、病院などの医療施設運営上採算が取れない、したがってSTを雇わない、②国公立の病院や施設ではSTを医療職の枠内で格付けすることが難しい、③STとしての知識や技術を有しているか否かを判断しがたい、④養成校が少ない、といった問題が生じていました。

　ST法の成立の結果、②と③の問題については、法律制定後直ちに解消され、①については5年後の2002年にSTの保険診療点数がPT、OT並に引き上げられました。しかし、④については、法律が制定されて10年以上経過した現在でも、アメリカと比べると、あまりにその差が大きいのです。

コラム　資格制度制定運動こぼればなし

　1975年に日本聴能言語士協会が設立され、東京都老人総合研究所言語聴覚研究室長の笹沼澄子先生が初代会長に就任されました。笹沼先生は失語症研究の世界的な権威で、当時も諸外国の研究者と盛んに交流され、次々と新しい研究成果を世界に発信しておられました。研究者としてお忙しい毎日を送られながら、日本耳鼻咽喉科学会、日本音声言語医学会、日本リハビリテーション医学会、日本神経心理学会などの関連医学会の理事あるいは評議員として活躍されておられました。そして、就任された日本聴能言語士協会の会長として、それら諸団体の協力を得ながら、STの資格制度実現のために、各方面にいろいろな働きかけをされていました。その当時の話ですが、当時の厚生行政に多大な影響力を持っていた日本医師会の武見太郎会長に接触を試みられました。そして、武見会長の好物である、たしか、虎ノ門周辺の鰻屋さんの蒲焼きを持参して、武見宅を訪問されたそうです。武見会長は天皇と呼ばれ、当時の医師会を牛耳っており、その頑固さやワンマンさは有名でした。しかし、笹沼先生が、言語聴覚士の仕事・教育・資格制度の重要性について話されると、きちんと理解され、協力を約してくれたそうです。そして、この訪問の直後に、武見氏は厚生省の担当役人のみならず、いわゆる厚生族と言われる自民党の国会議員にも話をしてくれました。その結果、笹沼会長と副会長の故福迫陽子さんと筆者の三人が自民党の朝食会に呼ばれ、故橋本龍太郎氏（後の首相）や齋藤十朗氏（元参議院議長）などの錚々たる国会議員を前にして、STについてのプレゼンテーションをする機会が与えられたり、当時の文部省や厚生省の上級官僚に会うこともできました。そうした外部の方々のご協力やご尽力と協会執行部の努力の結果、日本聴能言語士協会のST資格制度案がまとまり、1981年4月5日に開催した臨時総会において会員に提示するに至りました。しかし、残念ながら、我々協会執行部の案は臨時総会で否決され、会長以下主要役員は責任をとり、役職を辞すとともに、協会を脱退しました。

3. 我が国のST養成

1）養成校の推移

すでに述べたように、ST養成は1971年に国立言語聴覚センター附属聴能言語専門職員養成所で始まりました。その後は、表3に示すように、1995年までに大学3校、3年制短期大学1校、専門学校11校の計15校が設置され、年間500名余の学生が言語障害学を専攻しました。1997年の国家資格制定後は、養成校はさらに増加し、2009年11月現在63校となりました。しかし、4年制大学はわずかに16校であり、250校以上の大学の修士課程でSTの養成が行われているアメリカと比べると、依然として極めてお粗末な状況にあります（表3）。

日本の人口はアメリカの人口の約1/2ですので、単純に計算すると、4年制大学以上の養成校が100校くらいあってもよいのですが、その1/20以下しかありません。

2）我が国のST養成の問題点

日本のST養成の問題点を指摘すると以下の通りです。

表3　我が国のST養成校の推移

	大学	短大	専門学校	養成校総数
1975年			1	1
1980年			1	1
1985年			4	4
1990年			5	5
1991年	1		7	8
1995年	3	1	11	15
2003年	8		39	47
2008年	14	2	44	60
2009年	16	4	43	63

付　録

①4年制大学が圧倒的に不足しています。

　専門学校の設置基準は4年制大学のそれに比べると緩やかであるため、安易に設置される傾向が強いのです。その結果、専門学校43校に対して、4年制大学は16校に過ぎません。本来STの教育は大学院に連なる形の4年制大学での教育が中心となるべきです。

②学内実習ができる附属施設を有する養成校がほとんどありません。

　学内に附属の臨床実習施設を有する養成校は、国際医療福祉大学の他には数校あるのみです。大多数の養成校は、教育の中心となるべき臨床実習のすべてを外部の医療・福祉施設に委託しています。これでは、きめ細かな実習指導を行うことができません。

③臨床実習教育のガイドラインが整備されていません。

　臨床実習を行うに当たっては、実習の目的と方法について詳細で具体的な記述がなされた全国統一マニュアルを作成し、それに則って実習が実施されるべきですが、そのようなマニュアルは整備されておらず、実習内容・方法は養成校によってまちまちです。そうしたマニュアルは、養成校の全国組織あるいは日本言語聴覚士協会の手で作成されるべきだと思われます。

④カリキュラム中での医学関連科目の比重が高すぎます。

　先に示した国際医療福祉大学のST養成カリキュラムの専門基礎科目の約半数が医学関連科目です。ST養成のカリキュラムは、言語聴覚士法、同施行規則、厚生省告示によって定められた指定科目の条件を満たす必要があるため、このような医学関連科目偏重カリキュラムになっています。この傾向は日本のすべてのST養成校のカリキュラムに共通して見られます。こうした偏重の理由は、STの国家資格制度に関して関連医学会の強力なイニシアティブが働いているためであると思われます。この傾向は他のコメディカル職種の資格制度に関しても認められます。アメリカのST養成カリキュラムでの医学関連科目の比重は、1割にも達していません。そのかわりに、専門科目が細かく分化しています。そうしたアメリカのST養成カリキュラムを参考にした日本のST養成カリキュラムの見直しが必要です。

⑤その他

　その他の問題点としては、大学院につながる形での養成校が少ないことです。また、チーム医療実習が行われていない、卒後教育体制が整っていない、などの問題点を指摘することができます。なお、国際医療福祉大学では、数年前から、医療福祉の総合大学の利点を活かして、学部・学科を超えた連携実習と連携ワーク教育に力を入れています。

〈引用文献〉
柴田貞雄：国立身体障害者リハビリテーション．音声言語医学 Vol.36 No.4：536-544，1995．

執筆者

伊藤元信（いとう もとのぶ）

1970〜1975年	フルブライト奨学生として米国留学
1975年	米国インディアナ州立パデュー大学大学院博士課程修了、言語病理学博士号（Ph.D.）取得
1976〜1986年	東京都老人総合研究所言語聴覚研究室主任研究員、研究室長
1986〜1995年	横浜市総合リハビリテーションセンター機能訓練室長、医療部次長
1995〜1999年	国際医療福祉大学言語聴覚障害学科教授・副学科長
1999〜2005年	同大学同学科（2003年に、言語聴覚学科に改称）教授・学科長
2005〜2010年	学校法人国際医療福祉大学常務理事、同大学大学院教授
2010年〜	同大学客員教授、社会福祉法人邦友会理事、国際医療福祉リハビリテーションセンター那須療護園・那須デイセンター施設長、国立大学法人宇都宮大学監事

主な著作

- 共著：「失語症の言語治療」、医学書院、1978.
- 共著：Itoh, M., Sasanuma, S., and Ushijima, T.: Velar movements during speech in a patient with apraxia of speech, Brain and Language, 7, 227-239, 1979.
- 監訳：「拡大・代替コミュニケーション入門〜医療現場における活用〜」、協同医書出版社、1996（Yorkston, KM (Ed.): Augmentative communication in the medical setting. Communication Skill Builders, inc., 1992）.
- 共編：「新編　言語治療マニュアル」、医歯薬出版、2002.
- 単著：「言語障害の研究入門〜はじめての研究　そして発表まで」、協同医書出版社、2008.

はじめての言語障害学　〜言語聴覚士への第一歩

2010年6月26日　初版第1刷発行
定価はカバーに表示

著　者	伊藤元信
発行者	木下　攝
印　刷	横山印刷株式会社
製　本	永瀬製本所
ＤＴＰ	Kyodoisho DTP Station
発行所	株式会社 協同医書出版社

〒113-0033　東京都文京区本郷3-21-10
電話 03-3818-2361　ファックス 03-3818-2368
郵便振替 00160-1-148631
http://www.kyodo-isho.co.jp/　E-mail：kyodo-ed@fd5.so-net.ne.jp
ISBN 978-4-7639-3046-0

JCOPY 〈(社)出版者著作権管理機構　委託出版物〉

本書の無断複写は著作権法上での例外を除き禁じられています。複写される場合は、そのつど事前に、(社)出版者著作権管理機構（電話 03-3513-6969、FAX 03-3513-6979、e-mail: info@jcopy.or.jp）の許諾を得てください。